杨秀清

学术经验集

张慧 郭 珍◎主编

中国健康传媒集团
中国医药科技出版社

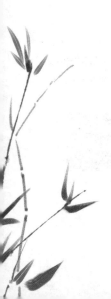

内 容 提 要

本书为陕西省名中医杨秀清主任医师从医40余年的学术经验集，系统介绍了杨秀清主任医师对中风、偏头痛、眩晕及其他内科疾病的诊治经验，总结了其独创的用于治疗中风、偏头痛、眩晕的处方制剂，并结合典型医案详细分析。全书资料丰富、内容翔实，可以全面概括杨秀清主任医师的学术观点和临床经验。本书可供中医临床、教学、科研工作者和广大中医药院校学生学习和借鉴。

图书在版编目（CIP）数据

杨秀清学术经验集 / 张慧，郭珍主编 . -- 北京：
中国医药科技出版社，2024. 7. -- ISBN 978-7-5214
-4721-7

Ⅰ . R249.7

中国国家版本馆 CIP 数据核字第 2024LT3469 号

美术编辑　陈君杞
版式设计　南博文化

出版　**中国健康传媒集团** | 中国医药科技出版社
地址　北京市海淀区文慧园北路甲 22 号
邮编　100082
电话　发行：010-62227427　邮购：010-62236938
网址　www.cmstp.com
规格　880 × 1230mm $^1/_{32}$
印张　4 $^5/_8$
字数　116 千字
版次　2024 年 7 月第 1 版
印次　2024 年 7 月第 1 次印刷
印刷　北京侨友印刷有限公司
经销　全国各地新华书店
书号　ISBN 978-7-5214-4721-7
定价　**32.00 元**

获取新书信息、投稿、为图书纠错，请扫码联系我们。

编委会

序

　　陕西省第二届名中医、陕西中医药大学附属医院主任医师杨秀清老师的学术经验集即将出版，杨老师念及我曾与他在陕西中医药大学附属医院内科相处多年，邀我作序，我自知资质不足，恐负所托，又却之不恭，只好贸然写几句读后心得，以表达对杨老师的感激和敬意。

　　与很多有志者一样，杨秀清主任医师的成才之路靠的是刻苦勤奋，从医之后师从百家，博采众长，"一切为患者着想，一切为了患者"是他从医数十年来的座右铭。成为名家之后，他在学术上不断总结，科研上不断创新。本书中体现了他的临床经验和学术思想：在中风治疗方面，他主张急性期首推育阴潜阳醒脑法；恢复期施以益气活血通络法；对偏头痛以祛风清热、通络止痛为主治疗；眩晕病以化痰降浊定眩为主治疗，均取得了显著的临床疗效。他在总结长期临床经验的基础上，先后研发了治疗中风、偏头痛、眩晕的系列方药，取得了良好的综合效益。

　　一分耕耘，一分收获。数十年的勤奋钻研，杨秀清主任医师赢得了广大患者的信任和赞誉，也为中医事业发展培养了一批优秀人才。作为杨老师的学生，中医队伍中的一员，我衷心地祝愿杨秀清主任医师取得更大的成绩。

陕西省卫生健康委员会　刘勤社

2024年1月

前言

  中医药的发展需要传承与创新，名老中医学术思想、临证经验的传承是中医药发展的重要体现。

  陕西省名中医杨秀清主任医师从医40余年，博闻强记，谦虚谨慎，勤于思考，善于总结，擅长中西医结合治疗脑系疾病及内科疑难杂症，对中风、眩晕、头痛、失眠等病证的治疗造诣尤深，其独创的多种处方制剂受到患者广泛认可。杨秀清主任医师从事的专业为中医脑病学，在急性脑血管病、癫痫持续状态、休克等急危重症的救治中，常能独辟蹊径，内服与外用相结合，创新给药途径，以达到药中肯綮的效果。吾等弟子有幸从师学习，得恩师悉心教诲，受益终身，感悟到老师治学严谨，医德高尚，遣方用药之精妙。故将杨老师的成长经历、学术主张、临床经验及师徒对话整理成书，既是弟子们对恩师教导的总结，更希望对从事中医临床、教学、科研等相关工作者有所启发，为增进健康事业发展做出积极贡献。

  本书记录了杨老师的成长之路，体现了杨老师治学务实、无私奉献的精神，并系统总结了杨老师对中风、眩晕、头痛、失眠等病证的学术主张及诊治经验，且收集、整理了杨老师诊治多种疾病的真实医案，其中不乏疑难、危急重症。此外，本书还整理记录了杨老师与弟子的对话，也是记录杨老师诊疗经验、学术观点和用药特色的直接体现。

  杨老师现已年过七旬，仍工作在临床一线，救治过的患者不计其数。他一直强调"我们面对的是患病的人，而不只是人患的病""在疾病诊治过程中，既要注意整体观念，又要重视细节"。杨老师出于对中医的热爱，苦心钻研，反复实践，将中医临证思路、治疗方法及用药经验一点一滴地总结，应用于临床实践，指导于青年医生。吾等蒙恩师教诲，秉承恩师严谨的治学作风，系统总结其学术主张和临床经验，精选医案，反复推敲，编写成书，但难免有不足及疏漏之处，恳请读者指正。

编者

2024年4月

目录

第一章 成才之路

陕西省名中医杨秀清，毕业于陕西中医学院（今陕西中医药大学），曾在陕西中医学院中药教研室任教数年，此后长期从事临床工作，积累了丰富的临床经验，形成了其独具特色的学术思想。杨秀清主任医师自从医以来，始终以救死扶伤为己任，不辞辛苦，无私奉献。作为师者，他"传道、授业、解惑"，培养了一批又一批优秀的青年医生。杨老师很少谈及成长经历，现将其回忆之事整理记录如下。

一、书山有路勤为径，学海无涯苦作舟

杨秀清从小生活在陕南镇巴县的山区里，他的家乡缺医少药，当地老百姓常常需要自己上山采药为自己治病。在多年努力后，他终于如愿以偿地从秦巴山区走了出来，来到陕西中医学院求学，渴望以真才实学为家乡父老解决就医难的问题。家乡父老的殷切希望及谆谆教导，他到现在都没有忘记，这也一直激励着他发奋读书，刻苦钻研医术。在实习期间，他有幸师从邵生宽教授，得到其言传身教。他在每一次跟师门诊及查房的过程中都认真记录，仔细分析，并定期将自己的学习心得向老师汇报。邵生宽教授会认真指出他的哪些总结是正确的，是疾病发展的规律或临床治疗的原则，哪些则是断章取义，仅从现象分析而未抓住疾病的本质。邵生宽教授还鼓励他将其总结的学术思想、临证经验等进一步整理并发表论文。邵生宽教授毫无保留地将毕生总结的临床经验传授予他，同时也通过抽丝剥茧地分析，教会了他基本的科研思路及方法，不仅授之以"鱼"，而且授之以"渔"。这段学习经历对

其后期的成长至关重要。

杨秀清凭借在山区成长的独特经历，使他对家乡的中草药十分熟悉。他在学校读书时，对书中数百种中药的药理、药性过目不忘。后因其学习成绩优异，于1976年毕业留校，在中药教研室任教。为了讲好每一节课，他认真聆听前辈教师的课程并做好听课笔记，至今那些笔记还保留在杨老师的书柜里。他认为中药学与中医学密不可分，中药学要想讲得生动有趣，必须有真实的临床应用医案帮助学生理解，于是他潜心研读诸多名家医案，试图从中找到中药的临床应用典范。"纸上得来终觉浅，绝知此事要躬行。"杨老师在多年的教学生涯中发现，仅仅依靠文献学习是远远不够的，临证体会才能验证自己对中药药性、药味、药理的理解。几年后，因工作需要他离开了中药教研室，来到陕西中医学院附属医院（今陕西中医药大学附属医院）内科工作，开始了真正的临床生涯。

在临床工作之初，他由于一直没有放松对临床知识的学习，很快便适应了临床工作的节奏，并凭借着自身对医学的热爱与执着，专心笃学，勇挑重担。在面对急危重症患者时，他意识到急危重症变化快、死亡率高，容不得医生在处理上有半点迟疑、半点疏忽，否则可能使患者的病情迅速恶化，每况愈下，最终不可逆转。而临床医生只有凭借扎实的医学理论基础、过人的胆识及细致谨慎的全盘考虑，才能及时、准确地处理好每一次险情。临床工作最锻炼才干的就是面对急危重症患者的处理，为了提升自己的临床技能，杨老师主动要求主管重症室床位。当时的内科诊室是以"大内科形式"收治所有内科系统疾病患者，各种内科系统疾病患者及中毒、中暑、淹溺等急症患者都很常见。那段时期，杨老师白天辛苦工作，晚上也经常值班，守护重患。有时碰到十分棘手的病患，他还常常利用自己的休息时间亲自陪送患者到第四军医大学（今空军军医大学）第一附属医院（西京医院）、西安交通大学第一附属医院等地求诊，在一来一往中，也提高了自身的诊疗水平。在与多名西医专家探讨患者病情的过程中，也让他们对这个来自陕西中医学院附属医院的中医医师印象深刻。

二、师从百家多受益，博采众长取精华

1982年，杨老师至重庆参加由卫生部委托重庆市中医研究所举办的全国中医急症剂型改革进修班。1986年，他被选派至长春中医学院（今长春中医药大学）进修学习，师从任继学国医大师。直到现在，杨老师每次提及任继学老前辈，都会对博学多识的任老肃然起敬，在那段日子，杨老师不仅跟随任老临证学习，还在任老的指导下阅读了大量的中医经典著作。

在医学道路上，没有一个人是仅靠天赋成功的，而是凭借勤奋刻苦、孜孜不倦和任劳任怨的精神。杨老师常说，自己是从大山里走出来的，没有显赫的背景，只有家乡亲人的期盼，鼓励着他努力、努力、再努力！他以心无旁骛、科学求是的工作态度认真对待每一位患者。许多患者都是满怀希望而来，其中不少人的医药费都是东挪西借凑出来的，可是总有一些患者所患疾病甚为棘手，全力救治亦难获良效。为了不让患者失望，杨老师刻苦钻研《金匮要略》《景岳全书》《证治准绳》等中医典籍，他常常节衣缩食只为买到自己需要的书籍。杨老师的书柜中至今还藏有大量的医学典籍、学术期刊以及读书笔记。在那个信息获取还不甚发达的年代，这些书籍就是杨老师宝贵的精神财富和良师益友。

正是因为他从事临床实践的丰富经验，以及多年阅读医学典籍的理论基础，在陕西省中医药管理局要求加强规范中医病案书写之际，杨老师被陕西省中医药管理局任命成为《中医病案书写规范》的执笔人，同时他参与编著的《中医病案书写指南》成为那个时期中医病案书写的范本，至今仍有较高的参考价值。

书籍对杨秀清老师的帮助不仅仅体现在教学和科研方面，更重要的是帮助他攻克了一个又一个临床难题。从1980年起，他从中医脑病入手，并开展风湿病、偏瘫、红斑狼疮等疑难杂症的临床研究。他刻苦钻研中医脑病的病因病机、临床表现及发病规律，探索和总结诊治方法。经过20余年的辛勤努力，他不仅系统掌握了中医学的理、法、方、药和西医学的诊治方法，而且总结出一套独具一格的诊疗方法，取得了令患者满意的疗效。一位患者风湿病史10余年，四肢僵硬疼痛，失去生活自理能力，多次产生轻生的念头。杨老师对其进行了全面检查，排除了患者的心理障碍，打破了传统的保守治疗方案，经过几个疗程的辨证诊治，患者不仅疼痛消失了，还奇迹般地丢开轮椅，站了起来。淳化县贫困山区有一男孩，几年前因患感冒，继发高热后导致听力下降。杨老师在一次扶贫义诊中遇到这个患者后，就时刻牵挂着他的病情，通过各种渠道给予治疗指导。不久后，在杨老师的悉心治疗下，该患者恢复了听力，他的家人十分感动，表示一定要重谢杨老师，被杨老师婉言谢绝了。铜川患者王某、咸阳患者柯某等，曾因急性脑出血，出现了昏迷、抽搐的症状，杨老师面对危重患者，按照育阴潜阳、醒脑开窍、通腑止血之法积极抢救治疗，最终挽救了患者生命。杨老师行医数十年来，救死扶伤的事例不胜枚举，挽救了多少垂危者的生命，他已经记不清了，却总是平淡地说："我是医生，这是我的职责，没有什么可说的。"

红斑狼疮是国际医学界公认的一大顽症。杨老师知难而进，结合临床实践，博览群书，广泛收集国内外医学信息，潜心钻研，大胆试验，攻克难关，付出了无数心血和汗水，终于取得突破。30年前曾有一位红斑狼疮患者因病情控制不理想，慕名来找杨老师诊治。杨老师结合多年的临床经验，采用中西医结合的方法，对其辨证诊治，经过多次悉心治疗，终于取得了令人满意的疗效。此后多年，该患者每次出现不适症状都会请杨老师为其把脉开方，她至今还保留着这30多年间由杨老师为其诊治的所有病历资料，令人惊叹不已。

"一切为患者着想，一切为了患者"，这是杨老师从医数十年以来的座右铭。他不论在医生的岗位上，还是在科主任的岗位上，无论职务、声誉如何变化，他始终勤勤恳恳地坚守在临床工作的第一线。杨老师几乎没有好好休息过几个周末，一遇到患者，他就会立刻精神抖擞地投入工作。他每年到底加了多少班，连他自己也无法记清。每遇危重患者，他总是亲自带领年轻医师废寝忘食地去抢救。曾有一位患者在厕所里病情发作，晕倒在地，浑身沾满了秽物，浓烈的臭味令人掩鼻。杨老师发现后，毫不犹豫地抱起患者送进病房抢救。尽管他的衣服被弄脏了，但他也毫无怨言，在场的人都十分感动。杨老师却平淡地说："没什么，当医生的，就要不怕苦、不怕脏、不怕累，要心中时刻装着患者，才能成为名副其实的医生。"现在杨老师已年逾古稀，依然坚持每周坐诊，用药力求精简，他认为"方不在大，对证则效，药不在贵，中病则灵"。处方用药既要达到目的，又不浪费药材是杨老师临床治疗遵循的一项基本原则。他开出的每张处方药味少，药量也基本在10g左右，名贵药材更不随意使用，不当用时坚决不用。

三、善思强辨钻科研，科学总结攻顽疾

杨老师法效仲景，崇尚经方，善用经方小剂，强调随证加减，因病而异，辨证与辨病结合。他重视药理的研究，认为对古代先贤的学习应由博返约，在临床实践中应回归朴素平易，避免离奇玄化；临证处方力求轻巧灵活，药简效速。他主张"中西互参，救危难，起沉疴，得心应手"，对仲景学说主张"贯通开放"。杨老师尤在急危重症救治方面颇具特色，曾多次在继续教育培训中向基层医师讲授中西医结合抢救急危重症的

经验。他参与研究总结的"中西医结合抢救急性脑出血的治疗方法"，使脑出血的抢救成功率有明显地提高，其死亡率、致残率与致残程度有明显下降和减轻；他参与制订的失眠系统诊治方案，对于改善睡眠质量有显著的效果。他主持研究开发的治疗中风病的系列方药"醒脑通络胶囊""益阴通络胶囊""醒神通络胶囊"；治疗偏头痛的"散偏痛胶囊"；治疗眩晕的"天麻晕宁胶囊"等院内协定处方制剂，也具有较好的临床疗效。杨老师常说："中医不是伪科学，我们应该学会用科学的方法去研究、挖掘中医宝库。"

杨老师治学务实，治病无中医与西医、时方与经方之固执，处方严谨，力主借助西医学之长，发扬中医学之优势，使中西医互济互补，开创新知。他主张中西医学宜取长补短，根据现代疾病谱的变化，调整辨证治法，而不囿于古法，临证化裁古方，并创制多种新方。他在国内外学术刊物公开发表学术论文30余篇，出版学术专著2部，主持完成了6种国家级新药的Ⅱ、Ⅲ期临床试验研究。原承担国家"十五"攻关课题"脑出血急性期综合治疗方案研究"（横向课题），以及省级8项课题，均已通过鉴定结题。他参与的《清开灵注射液治疗中风病痰热证的临床与实验研究》于1991年荣获国家科学技术进步奖三等奖；《血管性头痛的临床与实验研究》于2003年荣获陕西省卫生厅授予的医药卫生科学进步奖二等奖。他对上述经验并不保守，且乐于与青年医师、学生一起讨论学术问题，并常常将自己的科研方法、临床经验悉心传授。作为硕士研究生导师的他培养了多名中医优秀人才，也有许多青年教师在科研方面曾得到了杨老师的无私帮助。

杨老师"博涉诸家精辨证，临证务实重总结，辨证慎思处方稳，中西互参愈顽疾，精研处方循规律，科学研究成效显"，是吾辈学习的榜样。他从教、从医严肃认真，一丝不苟，从医术、医德上对学生言传身教，培养出一批又一批德才兼备的医务工作者，其中多人已成为医疗行业中的骨干力量，多人考取了硕士、博士研究生。有一位记者是这样评价他的："杨秀清是个平凡的人，普通的人，虽然他没做过惊天动地的大事情，却留下了一串串闪光的脚印，在这个崭新时代放射出绚丽的光彩！"

第二章　学术主张

　　杨秀清主任医师倡导"脑当为脏"的学术理论，认为脑病发病在气、在血、在肝、在脾、在肾；应重视辨病与辨证相结合，治法上以"和"为要；临证选药应将中医传统理论与现代药理学研究相结合，优选辨病辨证相一致且与中药药理研究结果高度契合的药物，同时重视研究成果转化。现将其学术主张总结如下。

一、学术思想

（一）脑当为脏司百脉

　　《灵枢·海论》曰："人始生，先成精，精成而脑髓生。"脑位于头颅之内，为髓之海，具有藏髓（精气）而不泻的特性，但无中空之特点，完全有别于骨、脉、胆、女子胞，故脑不应归为奇恒之腑而应当为脏。《素问·五脏别论篇》曰："所谓五脏者，藏精气而不泻也，故满而不能实。"脑具有藏精气而不泻的脏器特征，满而不能实的生理特性。

　　从脏的体用而言，脑为髓之海，髓属阴。脑为"真气之所聚"（王冰），真气属阳，阴为体，阳为用，保持其平衡统一，才能"阴平阳秘，精神乃治"。以气血而论，脑既赖气充，又赖血养，目视、足步、掌握、指摄等都是气血养于脑而脑神充盈的结果。脑神功能的正常发挥，有赖于脑之气、血、阴、阳的对立统一平衡。这也是"脑当为脏"的道理所在。

　　现代社会脑病的发病率越来越高，随着医学科学的发展，人们对脑的研究也愈来愈深入，为了更深入地研究中医药防治脑病的机制及规律，将脑确立为脏是形势发展的需要，也有利于中医学的发展。

（二）慢病治疗以"和"为要

在治疗方面，以八法之中的"和"法为主，认为人体失和，百病由生，而"和"法可以"通达内外、宣通上下、整体调治"，达到阴阳平衡。

人体失和，百病由生，乃中医发病之机。"和"就是指人体正常的生理状态，即人体的阴阳、气血、脏腑功能相互和谐，如"脉调和""口中和""胃气和""荣气和"等。若病邪作用于人体，或正气虚衰，引起正邪斗争，打破了机体的阴阳平衡，即"失和"。"失和"在临床上常表现为人体脏腑、经络、气血、阴阳、虚实、寒热之偏盛偏衰，脏腑气机升降失常，气血不和，营卫不和以及开阖失度，表里出入，寒热进退，清浊混淆，虚实夹杂等矛盾复杂的证候。如果这种"失和"状态不能自行调节，无法及时恢复，就易导致疾病的发生。

和法是通过和解、和缓、疏畅、调和、平衡等作用，达到调整机体功能，恢复生理运转秩序，从而治愈疾病的目的。人体是一个以五脏为中心的整体，正常的生命活动有赖于机体脏腑、经络、气血、阴阳的协调平衡；人与天地相应，五脏藏神，五脏对外顺应四时阴阳的变化和生长收藏的发展规律，对内调节喜、怒、悲、忧、恐，维持五脏之气所化生的神气的和畅，则阴阳平衡、气血和畅、精血充盈、脏腑调和，百病不生。人体各脏腑组织之间，以及人与外界环境之间构成了相互依存、相互制约的统一体，保持相互对立而又统一、协调平衡的关系，即"和"的状态。张仲景在《金匮要略·脏腑经络先后病脉证》中指出"若五脏元真通畅，人即安和"，说明五脏元真充盛，即人体正气充盛，通行于全身，使五脏六腑营卫气血相互协调，保持动态平衡，整体生命维持相对稳定的状态，而处于"安和"状态。

人体失和，百病由生，是基于对"失和"为疾病本质的认识，"使之和"是中医治疗疾病的根本目的和基本原则，"和"作为自然界和社会的一种安定和谐状态，而"和法"作为中医治疗原则和方法，实际上是中国传统哲学思想在中医学中的体现。治有八法，以和为要，其他数法，可贯穿于该法之中，临证时审证求因，协调阴阳，调和脏腑，或清而和者，或温而和者，或消而和者，或补而和者，或燥而和者，或润而和者，或有兼表而和者，或下而和者，随证化裁。"和"字，不仅是所有疾病论治的准绳和法度，而且寓有治病当重视平调阴阳，不可急于求成，用药不宜偏颇之意。

（三）病证药理宜统一

在具体临床应用中，把中医宏观综合的概念与西医微观分析的方法相结合，明确西医是什么病，中医诊疗在辨病的基础上辨证论治。对患者进行中西医结合、整体、全面的治疗，这样对患者而言，获益更大。

要做到病证药理相统一，首先是病与证相结合，将西医的疾病与中医的证候结合起来，将西医的辨"病"与中医的辨"证"结合起来。辨病注重于病，辨证注重于人；辨病着眼于共性，辨证着眼于个性；辨病论治重点解决疾病的基本矛盾，辨证论治重点解决疾病在不同个体、不同时间、不同环境下所衍生的特殊矛盾。故将辨病与辨证相结合，既考虑到病，又考虑到证的转变；既重视了微观层次又强调了宏观联系。如导致缺血性中风"脑脉痹阻"的关键病机是"瘀"，针对关键病机以活血化瘀的治法辨病论治；针对其他的临床表现以及引起"脑脉痹阻"的其他致病因素如季节、情志等可辨证地采取不同的治法。

根据明辨的病与证，结合四诊资料进行选方用药，做到病证与药理的统一。治疗重点不仅是辨病、辨证、选方，更要重视药理。方药不仅要从中药的性味归经、君臣佐使上考虑其功效；又要结合中药的现代药理研究结果，进行成分组方用药。这样既能发挥中药有效成分的作用，结合中药现代药理研究，又有助于阐明辨证论治的生理、病理与生化的基础，以及用药的药理学规律，对于揭示中药的作用机制和完善中医计量标准具有深远的意义。故杨老师临证用药特别重视中药药理研究，在辨病与辨证论治相结合的基础上，组方遣药时将中药之药性与现代药理研究结果相结合，取得了较好的临床疗效。

二、临床应用特色

（一）自创化痰降浊定眩法治疗眩晕

一直以来，有很多人被头晕、目眩等症状所困扰。西医有梅尼埃病、耳石病等诊断，中医称之为眩晕。眩晕是以头晕、眼花、视物浮动等为主症。眩即眼花，晕即头晕，二者常同时并见，故统称为眩晕。轻者闭目可止，重者如坐车船，旋转不定，不能站立，或伴有恶心、呕吐、汗出、面色苍白等症状。

（1）眩晕的病机　杨老师认为"眩晕病以痰浊中阻型居多"，这与前人之"因痰致眩""无痰不作眩"的观点相吻合，其病机关键在于因嗜酒肥甘或饥饱劳倦，伤于脾胃，久之脾胃虚弱，健运失司，则水谷不能化生精微，聚湿生痰，痰湿中阻，痰阻中焦又影响脾之运化，使脾气更虚，而痰湿又因而加重，二者相互影响，气虚则清阳不振、清气不升，清窍失养；痰阻则清阳不升，浊阴不降，上泛而蒙蔽清窍，两者交夹而致眩晕。正如《证治汇补·上窍门·眩晕》所述："中气不运，水停心下，心火畏水，不敢下行，扰乱于上，头目眩晕。"总之，眩晕虽与风、痰、瘀、虚有关，但在临床上多由于脾虚生痰，痰湿中阻所致，属本虚标实之证。

（2）眩晕的治疗　眩晕的治疗必须标本兼治，既要益气健脾，又须祛湿除痰。益气健脾为治本，杜绝生痰之源，祛湿除痰为治标，同时又能解除脾之湿困，利于脾之运化。临床治疗遵循"治病求本、标本同治"的原则，从上述病因病机出发，确定眩晕病痰浊中阻型的治疗原则在于：健脾化痰，升清降浊，定眩通络。因此，形成了"化痰降浊定眩"的治疗方法，进而在多年临床辨证的用药经验中总结并研制出了天麻晕宁胶囊，作为陕西中医药大学附属医院院内制剂已应用20余年，疗效显著，无不良反应。

（二）治病求本，擅长"以通为用"

在临床上，对于不同的疾病、证候，有不同的治法，医者一定要做到心中有数。杨老师认为，疾病多与"不通"有关，通则顺，不通则变。以气滞、血瘀、痰阻、气血亏虚等各种原因致经络不通、脉络不通等，导致各种疼痛性疾病。故治疗疾病，犹如疏通淤阻的河道，如：泻热通腑法用于治疗出血性中风急性期，益气活血通络法可促进中风恢复期的康复，化浊通络法可除痹痛，健脾化痰法可通中焦等。

1.通腑法在出血性中风急性期的临床应用

《杂病心法要诀·中风总括》指出："昏不识人，便溺阻隔，邪在腑也。"肝为起病之源，胃为传病之所，木横土衰，必致脾胃斡旋升降失常，致中州运化传导失职，糟粕内停。且中风患者多见阳火亢盛，火热内炽既可烁液成痰，助阳化风；又可消烁津液，致胃肠燥结，腑气不通。再者中风患者病后卧床，肠蠕动减弱，气机不畅，肠内废物积滞，也会加重腑气不通。杨老师认为出血性中风发病急骤，进展迅速，对全身脏腑功能或可造成一定程度的影响或损害。出血性中风的病机关键是腑实不通，临床常见症状可表现为大便秘结，故通腑逐秽法是截毒防变的重要措施。

（1）出血性中风的病机　腑实不通乃出血性中风的病机关键。中医易水学派创始人张元素拟三化汤（厚朴、大黄、枳实、羌活）治疗中风，清代医家沈金鳌在《杂病源流犀烛》中提到"二便不秘，邪之中犹浅"，可见古代医家早已意识到腑实不通对中风病的重要影响。张锡纯治疗脑出血，亦提出"当以通大便为要务"。气血逆乱，风火相煽，升降失调，痰瘀壅滞，腑气不通，实邪肆虐无度，骤间可出现大壅大塞之象。由于中焦通上连下，乃升降之枢纽。故中焦气机不畅则枢机不利，气机难于恢复正常。所谓"出入废则神机化灭，升降息则气立孤危"，故唯有通腑泻下，调畅气机最宜。

（2）出血性中风的临床表现　半身不遂、言謇语涩，口角歪斜，大便燥结或闭塞不下，腹部胀满，舌暗红，苔黄厚或黄燥，脉滑有力。大量的临床观察发现，大便秘结是出血性中风的临床常见症状。临床有40%~50%的患者，在脑出血急性期的3~5天内出现痰热腑实证，最快者在6个小时内；慢者舌苔由薄白、白腻转为黄腻苔或黄苔，面红气粗，痰声漉漉，腹胀便秘。多因中焦痰热蕴结，消灼津液所致。

（3）出血性中风的治疗　通腑逐秽是截毒防变的重要治疗措施。出血性中风来势迅猛，病势暴急，此时单用平肝潜阳、降逆息风之法皆缓不济急，唯通腑清下最宜。借大力通降阳明胃腑之实，直折暴逆之肝阳，通降逆上之气血，引血热下行，釜底抽薪，使肠腑之燥屎、痰热、瘀血等浊邪有其出路，即"移其邪由腑出，正是病之去路"。六腑以通为用，且魄门亦为五脏使，通腑一法，泻下而清上，腑气得通，痰热风火速下，则脉和脏安，元神自清。正所谓"陈腐去而肠胃清，肠胃清而营卫畅，营卫畅而诸病愈"。

因此，及时通腑逐秽是截毒防变，保护内脏，稳定内环境，调动机体免疫能力的重要措施。通腑导下，泄浊清肠的主方选用承气汤加减：大黄、芒硝、厚朴、枳实、黄芩、泽泻、火麻仁、桃仁；阴伤舌红少苔者，加生地黄、玄参、麦冬；胃热烦渴者加石膏、知母。此外，在通腑的同时还应兼顾化痰、祛瘀。在通腑治疗的过程中，中药的使用方法也需要根据患者的具体情况来选择适宜的方式。中药鼻饲、中药灌肠均可选择，如脑出血急性期患者肺炎、高热、大便不通时，可用生大黄15~20g，以开水浸泡约20分钟，神志尚清者口服，昏迷者鼻饲或灌肠，皆每日3次，同时配合吸氧、止血、降低颅内压等西医综合疗法。相关研究证实使用大黄治疗的脑出血急性期患者，其语言、神志、运动等功能的恢复程度均有所改善。

研究表明，中医的通腑法可达到与西医的脱水疗法相当的效果，且更有优势。可避免西药脱水剂产生的某些不良反应，如使用高渗脱水剂会使大量体液丢失，降低肠腺分泌功能，极易引起便秘，且易增加血液黏稠度，加重脑组织缺血、缺氧。而通腑法则通过排出肠中代谢废物，改善血液循环的方式，调整紊乱的自主神经功能，加强机体应激能力，降低颅内压，减轻脑水肿，促进改善神经功能，这对大脑功能的恢复有重要意义。

2.益气活血通络法在中风恢复期的临床应用

《难经·八难》曰："气者，人之根本也。"人体各脏腑组织器官的正常生理活动均依赖于气的滋养和激发功能。正气充足，脏腑功能正常，阴平阳秘，在表可抵御六淫外邪侵袭，在里则无内生五邪之忧，疾病无以发生，正所谓"正气存内，邪不可干"。如若正气不足，脏腑功能低下，则人体阴阳失调，气血不和，外易感受六淫之邪，内易滋生痰湿、瘀血等病理产物，导致疾病发生，即"邪之所凑，其气必虚"。

（1）中风恢复期的病机　中风恢复期是指发病14天或1个月

至半年内。杨老师认为此期疾病的病机关键在于：因虚致瘀，脑脉痹阻。中风病急性期已过，疾病由实转虚，疾病初期耗伤气血，因虚致瘀，加之"脑为元神之府"，凡五脏精化之血，六腑清阳之气，皆上注于头，汇聚而为脑髓，脑之脉络为其运行通路，既有传达脑神之用，又具濡养脏腑、清窍、肢节之功效。气虚血瘀，脑脉痹阻，脑窍失濡，舌窍失司，脉络不通，不能发挥其统感官、司运动、主明辨等作用。

（2）中风恢复期的临床表现　半身不遂，偏身麻木，口眼歪斜、言语謇涩或不语，面色㿠白，气短乏力，口角流涎，自汗出，心悸，便溏，手足肿胀，舌质暗淡，舌苔薄白或白腻，脉沉细、细缓或细弦。

（3）中风恢复期的治疗　此证候类型多见于缺血性中风恢复期，遵循"治病求本、标本同治"之原则，提出了益气活血通络法，并在此方法指导下，研制出了醒脑通络方：白芍、鸡血藤、女贞子、决明子、红花、桃仁、地龙、黄芪、水蛭、冰片。黄芪具有健脾益肺、补气升阳、活血利水、益卫固表之功效，白芍为活血行气、祛风止痛之要药，与黄芪相配既能补气活血，又能行气通滞，共为君药。桃仁、水蛭均可破血逐瘀，桃仁为活血祛瘀之专药，具有逐瘀血而生新血之功效，水蛭善破血，两者相合祛邪而不伤正；红花、鸡血藤活血祛瘀，通络；地龙入络剔邪、通络止痉，能引诸药直达病所，特为偏身不遂而设上五味共为臣药。女贞子滋补肝肾，决明子清肝平肝，上二味俱为佐药，既有补益肝肾之功效，又可制约黄芪、白芍、红花等辛燥太过。冰片芳香走窜，为引经药，以引诸药入脑。上十味既体现了益气活血乃治疗本病的关键，又兼顾到本病多发于中年以后，肝肾不足为发病基础，故配补肝肾之品以期正气得充，邪实得祛。

3.化浊通络除痹法在痹证中的临床应用

痹证是由于风、寒、湿、热等外邪侵袭人体，闭阻经络，气血运行不畅所导致的，以肌肉、筋骨、关节发生酸痛、麻木、重着、屈伸不利，甚至关节肿大灼热等为主要临床表现的病证。古代医家很早就对本病有详尽记载和论述，论其病名，《黄帝内经》有五痹之分，即骨痹、筋痹、脉痹、肌痹、皮痹，张仲景在《金匮要略》中载有湿痹、血痹、历节之名，《诸病源候论》又称为"历节风"；王焘在《外台秘要》中述其症状痛如虎咬，昼轻夜重而称"白虎病"；严用和在《严氏济生方》中则称"白虎历节"；朱丹溪《格致余论》又称"痛风"；王肯堂在《证治准绳》中对膝关节肿大者称为"鹤膝风"，手指关节肿大者称为"鼓槌风"。论其病因病机亦在《黄帝内经》中早有记载，《素问·痹论篇》云"风寒湿三气杂至，合而为痹也"，如论病因曰"所谓痹者，各以其时，重感于风寒湿之气也"，论证候分类曰"其风气胜者为行痹；寒气胜者为痛痹；湿气胜者为着痹也"。《诸病源候论·风湿痹候》曰风湿痹："由血气虚，则受风湿，而成此病。"

（1）痹证的病机　杨秀清老师认为痹证乃为顽疾之一，其治疗根本在于辨证准确，遣方用药重在精要。对本病的病因病机分析主要包括以下几个方面：体虚感邪是痹证发生的内在因素，风、寒、湿邪是痹证发生的外在因素，痹阻不通是本病发生的主要病机。患者体虚感邪，风、寒、湿入侵，内外相因，痹阻经络，不通则痛，则实为病证之病机关键所在。风为阳邪，善行数变，风邪袭人，流注经络血脉，致络道不通，气血运行受阻，其病生焉。寒为阴邪，易伤人阳气，寒邪袭人，不仅气血为寒邪所阻遏，经脉关节不利而发生疼痛，关节屈伸不利，而且易导致气血凝滞，产生瘀血，加重病情。湿为阴邪，其性重浊黏滞，湿邪伤人，阻遏气血，痹阻不通，不通则关节重着麻木疼痛。风、寒、湿邪痹阻脉络，日久必郁而化热，熏蒸津液，饮湿积聚为痰浊，循经环络，阻滞血行，形成痰湿瘀阻。

（2）痹证的治疗　杨秀清老师在总结前人经验的基础之上，

从其病因病机的本质出发，通过临床实践探明本病初起应明辨寒热病性，重视相兼转化。首诊辨证为风湿热痹者，经过清热除湿治疗，热邪已清，湿邪难化，又表现出寒湿痹阻症状；首诊辨证风寒湿痹者，温散寒湿治疗当中，寒湿未尽，郁久化热，形成风湿热痹者；中医治疗补偏救弊，寒湿为主宜温散寒湿，湿热为主宜清热除湿。根据病机转化，二法可对证交变使用，以致寒热协调，对于寒热错杂之证，必要时寒热并用。治疗切忌简单地祛风、清热、止痛，应从其病机之根本——痰湿瘀阻证候出发，旨在健脾化浊、通络散瘀，从而达到舒经活络、通利关节的目的，才能消除疼痛以治疗痹证。

因此，杨老师总结形成了化浊通络除痹法用于治疗痹证，擅用四妙丸加味化裁，并自拟成化浊除痹方：苍术、黄柏、薏苡仁、牛膝、黄芪、当归、川芎、鸡血藤、海风藤、威灵仙等。本方以四妙丸为基础方加味而成，四妙丸即二妙散加牛膝、薏苡仁而成，四妙散中黄柏取其寒以胜热，苦以燥湿，且善祛下焦之湿热。湿自脾来，故臣以苍术燥湿健脾，使湿邪去而不再生；黄柏有从治之妙；苍术有健脾之功效。牛膝能补肝肾、祛风湿、引药下行，具有活血祛瘀、补肾健骨之功效。薏苡仁能利湿舒筋，独入阳明，祛湿热而利筋络。黄芪既可补脾肾又能固卫实表、祛邪扶正，较之人参等有补虚之功而无敛邪之弊。川芎活血化瘀、补气止痛。当归具有活血、补血、行血之功效。鸡血藤性苦、甘、温，归肝、肾经，具有补血、活血、通络之功效，正所谓"血行风自灭"，关节通利则痛去。海风藤性微温，味辛、苦，归心、肾经，《本草再新》言其："行经络，和血脉，宽中理气，下湿除风"，为治疗着痹之要药。威灵仙辛散善走，性温通利，通达十二经，既可驱在表之风，又能化在里之湿，具有祛风除湿、通络止痛之功效，为治疗痹证关节疼痛之要药。以上诸药合用具有健脾化浊，通络除痹之功效。

正如杨老师所言："痹证病程当中，风、寒、湿邪相因为患，纠缠不清，难以速去，辨证治疗时应抓主要矛盾，守法守方，而不宜频繁换方，少数患者初服中药，关节疼痛反而加重，是为服药后的正常反应，只要辨证准确，继续服药，疼痛可逐渐减轻。"

第三章　专病治验

第一节　中风

一、疾病认识

杨秀清主任医师数十年如一日，临诊不辍，治学严谨，理论基础扎实，临床经验丰富。他勤求古训，博采众长，在中医理论及运用上多有独到之处，尤其对中风的治疗积累了丰富的经验，临床疗效显著。现将其对疾病的认识及诊疗经验简要介绍如下。

（一）中风急性期

（1）病机　中风分为缺血性中风与出血性中风，是内科常见的急危重症。本病属于中医学中风病范畴，杨秀清主任医师认为其病机是在阴虚阳亢的基础上，再遇情志过激、过劳、饮酒、饱食、气候过冷或过热等诱因的作用下，致使肝阳暴亢，肝风内动，心火暴盛，风火相煽，气机逆乱，气血、痰浊并走于上，瘀血、痰浊阻滞脑络而成缺血性中风；如气血、痰浊上逆，络破血溢而成出血性中风。证属本虚标实、上盛下虚。本虚乃中风发病之根本，有气虚、肝肾阴虚之别，缺血性中风以气虚居多，出血性中风以肝肾阴虚、肝阳上亢为主；标实乃痰浊、瘀血、风阳上扰、腑实不通，是中风发病的病理因素。中风急性期以标实为主。

（2）治疗　中风急性期当紧抓阴虚阳亢、脑络被阻或络破血溢这一病机关键，治以育阴潜阳醒脑为法，药用生地黄、白芍、钩藤、石决明、牛膝、地龙、益母草、大黄、菖蒲、天竺黄、胆南星等。其中生地黄、白芍滋阴清热，柔肝息风；钩藤、石决明平肝潜阳息风；牛膝引气血下行；地龙息风通络；益母草活血利尿，与牛膝伍用共同引气血下行，利尿而减轻脑水肿；地龙、钩藤、石决明又具有降压作用。另据中风急性期气机逆乱，痰火上扰而致腑气不通，大便秘结，舌苔黄厚燥或腻，故多将大黄与牛膝伍用，使瘀浊速下，诸窍皆通。临证中无论有无大便秘结均可应用，如肝肾不足，小便失控，或舌红少苔加山茱萸、天冬以滋补真阴；痰浊阻窍，舌强言謇或不能言语，苔黄腻，多选用菖蒲、天竺黄、胆南星以化痰清热开窍。全方滋肾阴制肝阳，使肝肾得充、内风息止、痰瘀得散、脑神复聪。

同时，治疗中风病急性期过程中，当区分脑梗死、脑出血的不同而制订相应的治疗方案，须注意醒脑静、甘露醇、清开灵等用于抢救急性中风药物的使用，宜中病即止，不可过用。口服药物中应避免使用天竺黄、胆南星等以免更伤阴液，使病情加重。

（二）中风恢复期

（1）病机　杨秀清主任医师认为中风经急性期用各种治疗措施后至恢复期，本虚更为突出——肝肾阴液亏耗，髓海不足，脑府失充，以致元神之府不能内统五脏六腑、外领四肢百骸；气虚无以行血，血行瘀滞，阻于脉络，脑神失养为患。

（2）治疗　对于恢复期的治疗必须抓住本虚标实这一病机关键，运用滋补肝肾、活血通络或益气活血通络为法治疗，药用生地黄、女贞子、山茱萸、牛膝、川芎、红花、当归、地龙、山楂、桑寄生、鸡血藤等。其中生地黄、山茱萸、女贞子、桑寄生滋补肝肾，益髓充脑；鸡血藤、当归养血补血，通经活络，与桑寄生伍用使通经活络之力相得益彰；川芎、当归、红花、地龙、牛膝活血通络，川芎又善行头目通过血脑屏障，牛膝引药、引血下行，共奏经络通、瘫痪起之效；另据阴津亏耗，舌红少苔、无苔或黄燥苔加用石斛、麦冬、葛根与生地黄、女贞子伍用，养阴生津，石斛、葛根又具有疗偏瘫、改善循环的作用；生地黄、麦冬、当归相伍又可达润燥通便之效，再得大黄、牛膝以使便通浊下；痰浊阻窍、舌强言謇或不能言语加鲜竹沥、菖蒲、远志以化痰开窍；头晕面红、血压高加钩藤、杭菊花、黄芩以平肝清热降压；兼有气虚偏身肿胀加黄芪、茯苓，并与川芎、红花、鸡血藤、地龙伍用，达到益气活血通络之用；偏瘫肢体关节屈伸活动不灵加丝瓜络、路路通以通经活络；出血性中风加三七粉以活血止血。全方共使肝肾得充，阴液得复，痰瘀得散，从而达到脑神复聪、瘫痪肢体复元之目的。杨秀清主任医师针对气虚血瘀、脑窍失利这一病机研制出益阴通络胶囊，用以治疗中风恢复期患者，临床取得显著疗效。

在卒中恢复期的治疗中宜详辨病机及兼夹证候，切不可一概应用活血化瘀或开窍豁痰等苦燥耗阴之品，以防阴津更伤，病情恢复更难。同时，治疗某些症状较重，病程迁延较长的患者时若在滋补肝肾方药中伍以益气之味，每每效如桴鼓。

（三）重视早期康复治疗

杨秀清主任医师认为脑卒中的治疗，不但要积极抢救患者的生命，改善患者的生活质量亦相当重要。其中，早期康复治疗占有十分重要的位置。无论是出血性还是缺血性脑卒中，发病后患肢功能位的放置都是很重要的，这有利于肢体功能恢复。而且在日后病情稳定时进行功能锻炼，对于提高患者的生活能力，提升患者的生活质量也大有益处。在脑卒中病情比较稳定的时候，宜尽早开展康复治疗，有利于神经功能障碍最大限度的恢复。

（1）康复训练　包括肢体功能锻炼、语言功能训练、中药泡洗等综合措施。肢体功能锻炼分为被动与主动活动两方面。脑梗死患者第2天即可开始肢体被动活动；脑出血患者则应视病情轻重而定，一般在发病后2~7天开展。被动活动包括对患肢被动进行关节屈伸活动及肢体功能位的放置；主动活动宜在病情基本稳定后，且患者肢体活动及语言功能有一定恢复的情况下才可循序渐进地开展，以早期坐位、坐位平衡、床上动作训练、立位保持及平衡训练为主。只有患者病情稳定后，平衡功能较好时方可锻炼行走，切不可急于求成，以免造成不必要的麻烦。语言功能训练宜从易到难，按从发音到单字、单词、语句的顺序进行。

（2）中医治疗　在康复训练进程中，尤其是正规康复训练开始后，中医治疗可在其中发挥重要作用。除内服用药外，若患肢肿胀、麻木、痉挛、活动不利，可使用诸如药物外洗、针灸、推拿、理疗等手段以利肢体功能的恢复，中药外洗药物可选用艾叶、川椒、透骨草、威灵仙、生乳香、生没药、红花等，以活血通络，促进末梢血液循环。

（四）重视心理调治

杨秀清主任医师认为脑卒中由于病程长、病情重、治疗效果不理想，患者往往会精神抑郁、情绪不宁，多表现为烦躁、易怒、喜怒无常、忧郁、紧张、焦虑、沉默寡言、时时欲哭等症状。这些症状的出现对脑卒中患者病情的恢复相当不利，有时会加重神经功能损伤，同时，在临床上这些症状往往又是容易被人们忽视的。因此，针对这些症状给予适当治疗，有利于脑卒中患者肢体功能障碍的恢复，以及生活能力、生活质量的提高。

对于这些症状的调治，杨秀清主任医师认为宜以心理治疗与中药治疗相结合。心理治疗依心理学方法进行，以树立患者战胜疾病的信心；临证宜以祛痰活血、清心宁神、疏肝泻火为法，药物可选用柴胡、半夏、陈皮、茯苓、枳实、竹茹、黄连、生龙骨、生牡蛎、珍珠母、栀子、牡丹皮、麦冬等。

脑卒中的治疗固然很重要，杨秀清主任医师认为预防本病的发生及复发亦相当重要。因此，积极治疗高血压、冠心病、糖尿病，纠正血脂异常，减肥及改变不良生活习惯，积极干预危险因素，能有效减少脑卒中的发病率。同时，嘱患者平时宜注意摄生，惜精养神，调畅情志，加强锻炼，必要时可适当服用健脾益肾填精之品，以平调阴阳，预防疾病。

二、相关研究

（一）中风病的基础研究

中医界前辈们对中风病进行了大量的实验及临床研究，为我们开拓了思路，积累了经验，尤其在中医药治疗缺血性中风方面。叶天士认为，脑卒中多为"精血衰耗、水不涵木"，治疗应"补肝肾，以摄纳肾气为要"，提出以滋补肝肾为脑卒中的治疗原则。对此，杨秀清老师认为中医治疗缺血性中风要有所思考及突破，突破一味沿袭王清任的益气活血法和主要依赖活血化瘀药治疗缺血性中风的框架，因活血化瘀之品多香燥走窜，致使变证迭出，难以切中病机实质。杨秀清老师通过翻阅大量医籍，结合几十年的临床经验，他认为虽然中风病病机较为复杂，但归其病因多为本虚标实，肝肾亏虚，气血逆乱，治法关键应重在滋补肝肾，并在此基础上加活血化瘀、开窍豁痰之品，才能达到谨守病机，治病求本之目的。

在探讨肝肾阴虚与中风病的关系上，古代医家论述颇多，可追溯到上古时期。《素问·五常政大论篇》曰："阴精所奉其人寿"，突出肝肾之阴对人体的作用，认为精是濡养人体周身的必备物质，肝肾精亏，则百病易生。《病机汇论·虚劳》曰："肝肾之阴，则真精也。"《灵枢·刺节真邪》篇云"虚邪偏客于身半，其入深，内居营卫，营卫稍衰，则真气去，邪气独留，发为偏枯"，提示了正气不足，营卫虚弱，外邪入中，即引起中风。肝藏血，肾藏精，肝肾同源，精血互生。若肝肾阴亏，则不能充养、濡润脏腑机体，脑卒中便由此而发，王叔权所论"百病皆生于肾"即此理。《太平圣惠方》中提到中风病乃"肝肾久虚，气血不足，腠理开泄，风邪易侵"之果。《景岳全书·诸风》中指出，"凡此病者，多以素不能慎，或七情内伤，或酒色过度，先伤五脏之真阴，此致病之本也。"清代叶天士在《临证指南医案·中风》中认为"肝肾虚馁，阴气不主上承，重培其下，冀得风熄"，提出以滋补肝肾作为治疗脑卒中的治则，对后世影响颇深。

在现代社会，肝肾阴亏成为脑卒中发病的基础，也有广泛的社会因素。其病因包括饮食、情志、久病劳损、年迈体衰、劳逸过度以及环境因素等。现代人生活节奏之快和压力之大，易导致情志所伤，犯于肝脏，气机郁滞逆乱，郁而化火即可伤肝阴，肝阴亏损必导致肾阴不足；加之劳逸失度是现代人显著的生活特点，随性而为，劳神过度，起居失宜，暗耗脑髓，使精血衰竭，肾精渐伤，不能荣养肝阴，终致肝肾阴虚。另外，现代人多嗜食膏粱厚味，烟酒辛辣摄入无度，而这些物质多为辛温燥品，易灼津耗液，暗耗肝肾之阴。此外，环境污染也是导致其发病的因素，工业废气，有害物质入人体，邪毒日久化火而伤阴，导致肝肾亏虚。综上所述，杨秀清老师认为，治病必求于本，对于本病概当以滋补肝肾为首要治法，在此基础上加以活血化瘀、豁痰开窍之方可达到标本同治之目的。

《素问·阴阳应象大论篇》曰："治病必求于本。"肝肾阴虚是缺血性中风发病的病理基础，瘀血、痰浊是缺血性中风的病理产物和病理因素，因此，补益肝肾、活血、化痰、通络是标本同治的有效方法。鉴于此，杨秀清老师旨在通过补益肝肾，调整脏腑功能状态，使气旺血和，血脉通畅，瘀去新生，气化复常，而痰浊得消，经络得通，清窍复聪。现代药理学研究证实，一些补肾填精、益气活血方中有抗自由基反应的酶活力，可以预防脑水肿，降低血脂，对脑细胞起到保护作用。还有可以调节血管收缩的物质，如：内皮素、降钙素基因相关肽等。以补益肝肾、活血通络的治法可以从多环节、多层次改善缺血性中风后的病理状态，促进恢复神经功能。

（二）醒脑通络胶囊治疗缺血性中风

缺血性脑卒中以气虚血瘀为主要病机，在各种诱因的作用下导致瘀阻脑络、清窍不利。因此，益气活血、醒脑通络开窍是治疗本病的基本方法。益气，可补气之不足以行血，使血脉通畅；又可助新血之化生，津液之正常输布，实乃治本之法。活血则瘀去脉通，新血得生，津液出入脉道之功能正常，则血瘀自去，为治标之法。益气、活血二者相辅相成，相得益彰。杨秀清老师遵循整体观念和辨证论治的中医药理论原则，总结多年临床经验，结合现代药理知识，针对缺血性中风的主要病机，以益气活血、醒脑通络开窍为治疗方法，创制醒脑通络胶囊治疗缺血性中风。

（1）组成　该方的主要组成有黄芪、川芎、桃仁、红花、鸡血藤、地龙、水蛭、女贞子、决明子、冰片等。

（2）方义　其中黄芪，川芎为君药，黄芪为补气之要药，独具补气升阳、益气固表之功效，益气而活血，李东垣谓之"益元气而补三焦"，《本草求真》称其"秉性纯阳，而阴气绝少""为补气诸药之最"。川芎为活血行气，祛风止痛之要药，且香窜辛散，通阳宣邪，《本草分经》云其"血中气药……上行头目，下行血海，和血行气搜风，散瘀调经疗疮"，川芎与黄芪相配一气一血，既能补气活血，又能行气通滞，可针对气虚血瘀这一根本病机。桃仁、水蛭均有破血逐瘀之功效，桃仁逐瘀血而生新血，为治血瘀血闭之专药；水蛭破瘀血而不伤新血，《神农本草经》云："逐瘀血，破下血积……通利血脉"；两者相和祛邪而不伤正气。红花、鸡血藤活血祛瘀通络，其中红花辛散温通，活血祛瘀之功效甚佳，《药品化义》称红花"善通利经脉……能泻而又能补"；鸡血藤苦甘性温，既能活血，又能补血，且有舒筋活络之功效，补血而不留瘀，扶正而不留邪。地龙能入络剔邪，清热息风止痉，通利经络，引诸药直达病所，是针对经络不利所致的半身不遂而设。以上五味共为臣药。女贞子补益肝肾，可清虚热，《神农本草经》论其"味苦平，主补中，安五脏，养精神，除百疾"，虽补而不腻，为兼顾阴虚而设；决明子清肝明目，《本草求真》载其"气禀清阳……能入肝经除风散热"，为兼顾肝阳偏亢而设，两药共为佐药，既有补益肝肾之功效，又可制约黄芪、川芎、红花等药太过辛燥。冰片开窍醒神，《本草衍义》云："大人小儿风涎闭壅，及暴得惊热，甚为济用。然非常服之药，独行则势弱，佐使则有功。"此药辛香走窜，无处不达，善开诸窍，以引诸药入脑，故用为使药。诸药合用，体现组方的原则。

（3）现代药理研究　黄芪能够增强免疫功能，提高机体应激能力，并能抑制血小板聚集，改善血液流变；扩张血管，降低相应区域脑血管阻力，使脑血流量增加；提高超氧化物歧化酶（SOD）活性，清除自由基；纠正脑组织神经肽类代谢失衡；强心、利尿、降血压。川芎的主要成分川芎嗪可以明显降低血栓素B_2（TXB_2）的浓度，降低血小板聚集率，改善血流状态，抗氧自由基，抗脂质过氧化，减轻脑水肿。电子显微镜观察发现，川芎嗪能降低血小板表面活性和聚集性。其在体外能抑制腺苷二磷酸（ADP）及凝血酶所致的血小板聚集，能使家兔内皮细胞释放前列环素（PGI_2），抑制血小板聚集及TXB_2的合成。红花除具有抗血栓形成作用外，还可改善微循环，抗氧化及脑水肿，并减少脑组织钙离子（Ca^{2+}）、钠离子（Na^+）的增加，光镜和电镜观察发现其可减轻栓塞脑组织的损伤程度。鸡血藤具有调节血脂，抗凝血，抑制血栓形成的作用。水蛭可以抗凝血，降低血黏度及纤维蛋白含量，并有较强的抗氧化及清除自由基的作用，其主要成分水蛭素（HV）可通过与凝血酶直接结合而发挥抗凝血作用，其抗血栓作用不需要其他因子的作用，也不会引起出血，效果超过小分子肝素。地龙提取物在离体及整体条件下，均有抗凝及促进纤溶的作用。决明子、女贞子具有降血脂、抗氧化作用，决明子还可抗血小板聚集，防止动脉硬化。冰片能够增强血脑屏障的通透性，显著促进中枢神经系统疾病治疗药物的吸收，提高治疗药物在脑组织中的浓度，并提高小鼠耐缺氧能力。

（4）前期实验研究　前期实验提示醒脑通络胶囊能降低缺血性脑卒中患者血浆中 TXB_2 的含量，升高 6-酮-前列腺素 $F_{1\alpha}$（6-Keto-$PGF_{1\alpha}$）的含量，改善两者的平衡失调。其机制可能是醒脑通络胶囊一方面抑制了亢进的血小板功能，使其聚集、黏附和释放功能降低，合成 TXA_2 减少；另一方面使损伤的血管内皮细胞功能恢复，合成 PGI_2 能力提高，使血管舒张，脑血流量增加，促进侧支循环，改善了微循环的瘀滞状态。从而提高了自由基的清除能力，抑制脂质过氧化，降低了兴奋性氨基酸（EAAs）的毒性作用，截断了缺血性脑损伤的"最后的共同通路"——钙离子内流，一定程度上抑制缺血性损伤的级联反应，减轻了脑梗死时脑组织的损伤程度及脑梗死后的致残度。

结合前期实验结果，可见醒脑通络胶囊是从多层次、多方位来预防和治疗缺血性脑病发生、发展的，最终减轻缺血、缺氧导致的神经细胞损伤，起到脑保护作用；从临床用药的情况来看，醒脑通络胶囊对气虚血瘀型的中风先兆、脑梗死及中风后遗症均有很好的治疗效果；达到了理论与实践的统一。

（三）益阴通络胶囊治疗中风恢复期

中医认为肝肾同源，肝肾阴虚不足，易生风生痰，蒙蔽清窍，且脉的柔韧、舒缩、生成以及血液的畅行与五脏的功能均有关系，并依赖后天水谷精气的濡养。"气血互根、脉为血之府。"《图注八十一难经辨真》云"经乃脉所有由之真路也，脉者，资使之肾间动气，资生胃中谷气，贯出于十二经脉"，因此，调整五脏阴阳气血，益阴通脉使之平衡协调，可促进血脉畅通达到治疗功效，瘀血去，又可以促进气血强盛。

（1）组方　在此基础上，杨秀清老师研制出治疗中风病恢复期阴虚血瘀证的院内协定处方益阴通络胶囊。该方的主要组成有生地黄、山茱萸、五味子、茯苓、菖蒲、远志、水蛭、川芎、鸡血藤。该方滋补肝肾，化痰开窍，活血通络。主治中风病，肝肾阴虚、瘀阻脑络所致之肢体瘫痪、麻木，肢软无力，语言不利，头晕耳鸣，烦躁不眠，面红口干，舌红，苔少等。

（2）方义　方中生地黄、山茱萸滋补肝肾阴为君药，五味子滋阴敛液，菖蒲、远志、茯苓交通心肾、开窍化痰均为臣药，鸡血藤、水蛭、川芎三药活血通络则为使药。诸药合用，共成滋补肝肾、化痰开窍、活血通络之功效。生地黄味甘、苦，性寒，归心、肝、肺经，具有清热凉血、补益肝肾、养阴生津、涩精固脱之功效。山茱萸性微温，味酸、涩，滋阴益血，为补肝助胆良品。五味子收敛固涩、益气生津、补肾宁心，李时珍在《本草纲目》中提到"酸咸入肝而补肾"，治用五味子既能滋肾以育木，又能与生地黄、山茱萸相得裨益。茯苓味甘淡、性平，具有健脾、利尿、安神、镇静之功效，被誉为中药四君八珍之一。菖蒲性温，味辛、苦，能开窍、化痰、健胃。远志化痰、安神。川芎为血中之气药，能上行头目，下行血海。《本草汇言》言："川芎，上行头目，下调经水，中开郁结……虽入血分，又能去一切风，调一切气。"鸡血藤归肝、肾经，可补血、活血、通络。水蛭"入肝、膀胱二经"（《要药分剂》），具破血、逐瘀之功效。诸药滋肾养肝，益精填髓，又具活血通络，化痰开窍之功效，紧扣缺血性中风在本为肝肾阴虚，在标与风、痰、瘀等病理因素相关之病机，故可标本兼治。

（3）现代药理研究　生地黄具有明显的镇静、利尿、降血压、降血糖作用，生地黄乙醇提取物所得的黄色针状结晶能缩短兔凝血时间，能明显对抗凝血酶和内毒素诱发大白鼠弥散性血管内凝血（DIC）的发生，无血小板凝集作用。山茱萸具有利尿、降血糖、抗菌等作用，能抑制血小板聚集，抗血栓形成。五味子能降低血压、降低血清转氨酶，对肝细胞具有保护作用。茯苓具有利尿、镇静、降血糖、增强心肌收缩力、抗肿瘤的作用。菖蒲具有中枢性的镇静、抗惊厥作用。远志具有镇静、抗惊厥、镇痛、降压作用。水蛭主要含水蛭素，还含有肝素、抗血栓素及组胺样物质，水蛭提取物、水蛭素对血小板聚集有明显的抑制作用，可以抑制大鼠体内血栓形成，还能降血脂，消退动脉粥样硬化斑块。川芎嗪是川芎中的主要活性成分，能增加脑及肢体血流量，降低外周血管阻力，降低血小板表面活性，抑制血小板聚集，并且具有扩张小动脉、改善微循环、降低血液黏稠度、降压等作用。鸡血藤具有改善血流动力、抗凝血、调血脂、抗氧化等作用，相关研究证实鸡血藤中含有黄酮类多聚体成分，能延长凝血酶原时间，使出血时间延长，起到抗凝血作用。

（4）前期实验研究　采用线栓法建立实验性大鼠局灶性脑缺血模型，用益阴通络胶囊治疗后，大鼠颅内乳酸脱氢酶（LDH）、丙二醛（MDA）的含量均有不同程度的恢复，血管内皮生长因子（VEGF）的表达更明显。并且通过降低大鼠脑缺血后脑组织谷氨酸（Glu）、Ca^{2+}含量，升高脑缺血大鼠脑组织中Ca^{2+}-Mg^{2+}-ATP酶、Ca^{2+}-ATP酶、Mg^{2+}-ATP酶活性，降低谷氨酸在脑组织的聚集，减少Ca^{2+}内流，有效减轻缺血对迟发性神经元的损伤；升高ATP酶的活性，发挥其神经保护作用。减少神经细胞凋亡及炎性因子（TNF-α、IL-6），下调抑制基质金属蛋白酶-2（MMP-2）、基质金属蛋白酶-9（MMP-9）、半胱氨酸蛋白酶-3（Caspase-3）的表达。降低局灶性脑缺血大鼠血清中血清乳酸脱氢酶（LDH）含量，增加局灶性脑缺血大鼠血清中谷胱甘肽过氧化物酶（GSH-PX）的活力。升高血清一氧化氮合成酶（NOS）与超氧化物歧化酶

（SOD）活性、升高脑组织Na⁺–K⁺–ATP酶活性，阻断脑缺血性神经元损伤，促进血液循环，从而改善微循环状态，从多方面发挥其对脑缺血损伤的治疗作用，故益阴通络胶囊是治疗中风恢复期肝肾阴虚、瘀阻脑络型之良方。

三、经典验案

【病案一】

孟某，女，52岁。初诊日期：2010年7月1日。

主诉：突发神志不清，左侧肢体活动失灵2天。

现病史：患者于2天前在活动中突然感到头晕，继而昏倒在地，经他人扶至床上，呼之可应，言语謇涩不清，左侧肢体活动失灵，呕吐，呕吐物为胃内容物。急送当地医院就诊。给予脱水、抗感染治疗1天，患者仍呕吐不止，呼之不应，小便失禁转来本院。

既往史：高血压病史5年，血压最高165/100mmHg（未服药治疗）。

体格检查：血压140/100mmHg。浅昏迷状态，面色潮红，伸舌偏左，颈抵抗。双肺呼吸音粗，未闻及干湿性啰音。心界向左下扩大，心率88次/分、律齐，$A_2 > P_2$，各瓣膜听诊区未闻及杂音。左侧上下肢肌力0级，双侧巴宾斯基征阳性。舌暗红，苔白厚，脉弦数。

辅助检查：血常规检查示：白细胞（WBC）2.0×10^9L，中性粒细胞（N）百分比92%，淋巴细胞（L）百分比8%。心电图检查示左室肥厚伴劳损。眼底动脉硬化Ⅲ级。

中医诊断：中风（中脏腑）。

证候诊断：肝肾阴虚，肝阳上亢。

西医诊断：脑出血。

治法：育阴潜阳，醒脑开窍。

处方：生地黄 15g，山茱萸 10g，钩藤（后下）20g，石决明（先煎）20g，牛膝 15g，地龙 10g，益母草 20g。

3 剂，日 1 剂，水煎服。同时静脉滴注醒脑静脉注射液 10ml 加入 5% 葡萄糖注射液 500ml，每日 1 次；静脉滴注 20% 甘露醇注射液 250ml，6 小时 1 次。

[二诊]（7 月 5 日）：患者服药 3 剂后，神志转清，言语较之前清晰，颈抵抗减轻，左下肢肌力 1 级，但 3 日来未大便，舌红，少苔，脉弦细数。上方加大黄 10g，3 剂，日 1 剂，水煎服；继续用醒脑静注射液、甘露醇注射液静脉滴注，改为 12 小时 1 次。

[三诊]（7 月 8 日）：患者服上方 3 剂后，大便通畅，血压 140/90mmHg，面色潮红明显减轻，神志清醒，颈软，左侧上下肢肌力 1 级，舌红，少苔，脉弦细。血常规检查示：白细胞（WBC）6.4×10^9L，中性粒细胞（N）百分比 62%，淋巴细胞（L）百分比 32%；停用醒脑静注射液、甘露醇注射液。上方去益母草、石决明，加白芍 12g，天冬 12g，石斛 12g，丹参 12g。14 剂，日 1 剂，水煎服。

[四诊]（7 月 22 日）：患者服上方 14 剂后，神志清楚，言语清晰，左侧上、下肢肌力 2 级，肌张力略高，左侧巴宾斯基征阳性，舌红，少苔，脉弦。继续服用上方，加三七粉 3g 冲服。服用月余，患者可下床活动。

按语：脑出血是神经科常见病，属中医中风范畴。该患者突发头晕，昏倒在地，言语謇涩不清，左侧肢体活动失灵。诊断为脑出血。患者肝肾阴虚，肝阳上亢，劳作过度，致使肝阳暴张，气血、痰浊上逆，络破血溢，而成出血性中风。

其面色潮红，舌红、脉弦，均属肝肾阴虚，肝阳上亢之象。患者神志不清，为脑窍闭阻，故采用育阴潜阳、醒脑开窍之法治疗。方中生地黄、白芍滋阴清热，柔肝息风；钩藤、石决明平肝潜阳息风；牛膝引气血下行；地龙息风通络；益母草活血利尿，与牛膝伍用共同引气血下行，利尿而减轻脑水肿；地龙、钩藤、石决明又具有降压作用；另据中风急性期气机逆乱，痰火上扰而致腑气不通，大便秘结，舌苔黄厚燥或腻，故多将大黄与牛膝伍用，使瘀浊速下，诸窍皆通。临证中无论患者有无大便秘结均可应用，如肝肾不足，小便失控或舌红少苔者可加山茱萸、天冬以滋补真阴；患者脑窍不通，加用醒脑静注射液静脉滴注，以达到醒脑开窍之功效。另出血性中风，加三七粉以活血止血。

【病案二】

康某，男，65岁。初诊日期：2011年8月10日。

主诉：左侧肢体麻木无力、头晕1天。

现病史：1天前，患者无明显诱因突发头晕，视物旋转，站立不稳，伴恶心、呕吐。急送至当地医院测血压205/130mmHg，给予甘露醇注射液静脉滴注后头晕症状减轻，但患者逐渐出现左侧肢体麻木无力，且逐渐加重，不欲睁眼，言语欠清晰的症状。

既往史：高血压病史8年。

体格检查：血压185/100mmHg。神志清，精神差。双肺呼吸音清，心界向左下扩大，心率76次/分，律齐，$A_2 > P_2$，各瓣膜听诊区未闻及杂音。腹平软，无压痛，肝脾肋下未触及，肠鸣音正常。神经系统体征检查提示：左侧鼻唇沟变浅，左上、下肢肌力3级，左侧偏身感觉减退，左侧巴宾斯基征阳性。舌淡红，苔薄白，脉沉细。

辅助检查：头颅CT检查显示：右侧内囊上支及侧脑室前角旁脑梗死。

中医诊断：中风（中经络）。

证候诊断：气虚血瘀。

治法：益气，活血，通络。

处方：黄芪30g，川芎15g，桃仁6g，红花12g，水蛭9g，地龙

12g，赤芍12g，白芍12g，杭菊花18g，当归12g，菖蒲10g，鸡血藤12g，甘草6g。

7剂，日1剂，水煎服。

[二诊]（8月17日）：患者服药后头晕较之前明显减轻，现仍左侧肢体无力，感觉减退，舌淡红，苔薄白，脉弦细。上方加天麻12g，葛根10g；14剂，日1剂，水煎服。

[三诊]（9月1日）：患者服药后，偶有头晕，左侧肢体肌力较之前恢复，肌力4级，仍有左侧肢体麻木，舌淡红，苔薄黄，脉弦细。上方加桑寄生12g，黄芪减为20g，去菖蒲；14剂，日1剂，水煎服。

[四诊]（9月15日）：患者服上方14剂后，头晕基本消失，左侧肢体肌力恢复，肌力5级，左侧上下肢麻木明显减轻，舌淡红，苔薄白，脉弦细。继续服用上方7日，巩固疗效。

按语：患者素体气虚，不能行血，以致脉络瘀阻；又因中气亏虚，脾失健运，痰浊内生；痰瘀互结，痹阻经络而导致中风。气虚清阳不展，血瘀脑络失其所养，故头晕，痰瘀痹阻脉络，而导致肢体无力、麻木。治宜益气、活血、通络。方选补阳还五汤加减。方中黄芪大补元气；当归、川芎、赤芍、桃仁、红花活血化瘀；菖蒲祛痰利窍；鸡血藤活血通络，是治疗麻木之要药；地龙通经活络；杭菊花平肝清热降压。

【病案三】

刘某，男，63岁。初诊日期：2014年9月15日。

主诉：左侧肢体活动不灵3个月。

现病史：患者于3个月前，突发左侧肢体活动不灵，伴头晕，无头疼、恶心、呕吐，在当地医院就诊，行头颅CT检查提示脑梗死。经治疗2个月余，未见明显好转，故来就诊。

既往史：无。

体格检查：血压140/85mmHg。神志清醒，精神欠佳。双肺呼吸音清，心界不大，心率65次/分，律齐，各瓣膜听诊区未闻及杂音。腹平软，无压痛，肝脾肋下未触及，肠鸣音正常。神经系统体征检查示：左侧鼻唇沟略浅，左侧上、下肢肌力3级，肌张力高，腱反射亢进，左侧巴宾斯基征阳性。就诊时症见：头晕，疲乏无力，口中无味，左侧上、下肢活动无力，舌淡红，苔白厚，脉弦细滑。

辅助检查：头颅CT检查示：右额叶陈旧性脑梗死，部分软化。

中医诊断：中风（中经络）。

证候诊断：气虚血瘀兼痰浊内阻。

治法：益气活血，化痰通络。

处方：姜半夏9g，陈皮10g，茯苓10g，竹茹10g，枳实8g，黄芪15g，白术10g，当归10g，川芎10g，赤芍9g，菖蒲10g，炒神曲10g。

7剂，日1剂，水煎服。

[二诊]（9月22日）：患者服药后头晕较之前减轻，疲乏好转，痰浊减轻，仍有左侧肢体无力的症状，舌淡红，苔薄白，脉弦细滑。上方加入地龙10g，水蛭6g，丹参12g，黄芪改为30g，加大益气活血化瘀之力；7剂，日1剂，水煎服。

[三诊]（9月29日）：患者服药后，头晕明显减轻，左侧肢体无力好转，肌力4级，舌淡红，苔薄白，脉弦滑。患者气虚好转，上方黄芪减为15g；7剂，日1剂，水煎服。

患者服药7剂后，无头晕症状，左侧肢体肌力改善。嘱患者加强肢体功能锻炼。

按语：患者年老气虚，行血不利，又因中气亏虚，脾失健运而发中风。治宜益气活血，化痰通络。方用温胆汤，燥湿祛痰；合补阳还五汤，补脾胃之元气，使气旺血行，瘀去络通。服药后气血得补，痰瘀得化，清扬得升，上荣脑络，故头晕之症减轻。首诊初见疗效，二诊加大黄芪用量，加入地龙、水蛭、丹参，以加大益气活血、化瘀通络之力；三诊患者气虚好转，减少黄芪用量，使气血通畅，瘀去络通而症状缓解。

【病案四】

李某，男，63岁。初诊日期：2014年8月25日。

主诉： 右侧肢体无力4天，加重，伴口眼歪斜2天。

现病史： 患者于4天前在吃饭时，筷子2次落地，当时未予以重视。患者于2天前早上起床后，出现口眼歪斜、口角流涎、右侧肢体麻木、右上肢不能上举、下肢不能站立等症状。遂至当地医院就诊，查头颅CT检查提示：脑梗死，以西药治疗（具体用药及用量不详），疗效不佳，故来求诊。

既往史： 糖尿病史3年，未正规治疗。

体格检查： 血压95/50mmHg。形体肥胖，神志清，精神差。双肺呼吸音清，心界不大，心率70次/分，律齐，各瓣膜听诊区未闻及杂音，腹平软，无压痛，肝脾不大，肠鸣音正常。神经系统体征检查提示：右侧鼻唇沟浅，右侧上、下肢肌力均为2级，肌张力低，腱反射弱，右侧偏身浅感觉减退，右侧巴宾斯基征阳性。就诊时症见：右侧肢体麻木无力，舌质暗红，苔白腻，脉弦滑。

中医诊断： 中风（中经络）。

证候诊断： 痰瘀痹阻脉络。

治法： 化痰通络，活血化瘀。

处方： 姜半夏9g，陈皮10g，茯苓10g，天麻10g，香附10g，竹茹10g，枳实6g，黄芪15g，白术10g，当归10g，川芎10g，赤芍9g，菖蒲10g，远志9g，伸筋草10g，路路通10g，甘草10g。

7剂，日1剂，水煎服。配合诺和灵30R（精蛋白生物合成人胰岛素注射液（预混30R））早10U、晚8U皮下注射（餐前30分钟）。

[二诊]（9月1日）：患者服药后，右上、下肢活动较之前略有好转，右上肢可抬举过头，已能搀扶行走，但仍感肢体麻木，舌质暗红，苔白腻，脉弦滑。痰湿瘀血未化，以化痰通络、活血化瘀为治法，上方黄芪改为30g，加地龙10g；7剂，日1剂，水煎服。

[三诊]（9月8日）：患者服上方7剂后，右侧肢体活动较之前明显好转，肢体麻木减轻，舌暗红，苔薄白，脉细弦。痰瘀渐化，可加强益气行血之力，以绝痰浊、瘀血。处方：黄芪30g，当归10g，川芎10g，红花9g，地龙10g，白术10g，茯苓12g，鸡血藤10g，菖蒲10g，远志9g，伸筋草10g，路路通10g，甘草10g；14剂，日1剂，水煎服。

治疗月余，患者可自行行走。

按语：患者形体肥胖，肥胖之人多气虚痰湿，又因该患者久病气血亏损，气虚多湿多痰，痰湿内盛，阻滞气血，血滞为瘀，痰瘀阻络，气机出入升降失常，导致脑脉瘀滞不通，发为中风。治疗当痰瘀并治，化痰祛瘀贯彻始终。并在化痰祛瘀基础上配伍黄芪、白术、当归等益气之品，令气旺血行，津液归于正化而不变生痰浊、瘀血。方中半夏、茯苓、白术健脾化湿；菖蒲开窍醒神；天麻平肝息风；香附疏肝理气、调畅气机、助脾运化；川芎、红花、地龙活血化瘀；鸡血藤、伸筋草养血通络；黄芪、当归益气行血通络。

【病案五】

王某，65岁，男。初诊日期：2013年12月9日。

主诉：左侧肢体活动不便半个月。

现病史：患者于半个月前无明显诱因突然出现左侧肢体活动不便、麻木，走路不稳，口眼歪斜，言语不利，伴头晕，无恶心、呕吐，在当地医院就诊，行头颅CT检查提示脑梗死，给予西药

（具体药物不详）治疗，疗效不佳，故来求诊。发病以来，大便干，3日1次，睡眠欠佳，多梦。

既往史： 平素血压偏高，时感头晕、耳鸣。

体格检查： 血压150/90mmHg。神志清，精神差，双肺呼吸音清，心界不大，心率70次/分，律齐，$A_2>P_2$，各瓣膜听诊区未闻及杂音，腹平软，无压痛，肠鸣音正常。神经系统体征检查提示：左侧鼻唇沟变浅，伸舌偏左，左侧上、下肢肌力3级，肌张力略高，腱反射活跃，左侧偏身感觉减退，左侧巴宾斯基征阳性。就诊时症见：头晕，语言謇涩，左侧肢体麻木无力，心烦不安，睡眠多梦，大便干，舌红，苔黄厚腻，脉细弦滑。

辅助检查： 头颅CT检查示：右侧基底节区脑梗死。

中医诊断： 中风（中经络）。

证候诊断： 肝肾阴虚，痰热阻络。

治法： 滋补肝肾，清热化痰。

处方： 生地黄10g，知母10g，麦冬10g，五味子10g，茯苓10g，竹茹10g，当归10g，炒神曲10g，姜半夏9g，炒酸枣仁20g，焦栀子9g，合欢皮15g，夜交藤15g，枳实6g，远志9g。

7剂，日1剂，水煎服。

［二诊］（12月16日）：患者服药后，头晕减轻，睡眠好转，但仍言语不利，左侧肢体麻木无力，舌红，苔黄腻，脉细弦滑。上方加胆南星、决明子化痰，地龙祛风通络，处方如下：生地黄10g，知母10g，麦冬10g，五味子10g，茯苓10g，竹茹10g，当归10g，地龙12g，炒神曲10g，姜半夏9g，炒酸枣仁20g，焦栀子9g，合欢皮15g，夜交藤15g，枳实6g，远志9g，胆南星12g，决明子15g；7剂，日1剂，水煎服。

［三诊］（12月23日）：患者服上方7剂后，头晕明显减轻，睡眠改善，左侧肢体麻木减轻，活动较之前有力，能自己行走，上方加赤芍10g，配合当归活血通络。继续服药7剂。

按语：患者为老年男性，髓海不足，肝肾阴虚，导致肝阳上亢，风阳上扰；木旺克土，脾气虚弱，脾失健运，聚湿成痰；初诊时逢气候过冷，致使肝阳暴张，肝风内动，心火暴盛，风火相煽，气机逆乱，气血痰浊并走于上，痰浊阻滞脑络，发为中风。而见肢体麻木力弱，头晕，舌红苔黄主热，脉细主虚证，脉弦主肝主痰，四诊合参，证属肝肾阴虚，痰热阻络。痰热内扰，故见大便干，心烦不安，失眠多梦。治宜滋补肝肾，清热化痰。方中生地黄、知母滋补肝肾，麦冬养阴生津，当归养血补血，生地黄、麦冬、当归相伍可达润燥通便之效，五味子补益心肾、宁心安神，半夏、茯苓、竹茹清热化痰，枳实降气祛痰，焦栀子泻火除烦，合欢皮、夜交藤、炒酸枣仁、远志宁心安神。全方共奏滋补肝肾、清热化痰之效。

第二节　偏头痛

一、疾病认识

杨秀清主任医师在40余年的临床实践中，对偏头痛的研究倾注了大量的心血，最终总结出了自己独特的理论体系和诊疗方法，临床疗效显著。其中对清代陈士铎《辨证录·头痛门》篇中"散偏汤"的应用最多，在此方基础上加减化裁，创制了散偏痛胶囊，主要由川芎、白芍、柴胡、香附、白芷、地龙等药组成，现已制为成药，为陕西中医药大学附属医院院内制剂。

（一）病因病机

偏头痛的病位在头，与肝、肾、脾密切相关，风、火、痰、瘀、虚为主要致病因素。该病病程较长，反复发作，迁延难愈，历经治疗，药物杂投，邪未去而正已损，易致久病成虚的病理特点。且在发病过程中，风、火、痰、瘀、虚诸邪既可以单独出现，又可以互相影响，互为因果。其中风邪为首要致病因素，有外风、内风之分。外风主要指外感风寒、风热、风湿之邪。内风主要指肝阳、痰浊、瘀血、气虚、肾虚五大因素。临床上单纯由外感风寒、风热、风湿之邪致病者并不多见，多数患者来医院就诊时内伤已久，又复遇外感诸邪而发病，而此时，外感诸邪早已入里化热。热邪壅盛，正邪相搏，则影响气血运行；加之血受热煎熬，血热阴伤，以致气血运行不畅而壅滞，可发为痛证。《金匮要略》曰："热之所过，血为之凝滞。"外感风寒、风湿之邪可伏而化热；痰瘀之邪如未及时化解久而化热，加之风、火、瘀、热均易伤阴可导致肝阴暗耗，肝阳偏亢，风热内动。瘀热之邪上扰清窍，则气血逆乱，络脉阻闭，脑脉痹阻，不通则痛。故杨秀清教授多以风热上扰论治偏头痛，临床疗效尤佳。

（二）辨证论治

1.外感

（1）风寒　症见头痛起病较急，其痛如破，连及项背，恶风畏寒，遇风尤剧，口不渴，苔薄白，脉多浮紧。治以疏风散寒。方选川芎茶调散加减化裁。药多用川芎、荆芥、薄荷、羌活、防风、白芷、细辛、甘草、细茶等。

（2）风热　症见头痛而胀，甚则头痛如裂，发热或恶风，口渴欲饮，面红目赤，便秘溲黄，舌红苔黄，脉浮数。治以疏风清热。方选散偏汤或芎芷石膏汤加减。药多用川芎、白芷、羌活、菊花、生石膏、藁本、黄芩、薄荷、栀子、知母、石斛、天花粉、生大黄等。

（3）风湿　症见头痛如裹，头重烦闷，肢体困重，胸闷纳呆，小便不利，大便或溏，苔白腻，脉濡滑。治以祛风胜湿。方选羌活胜湿汤加减。药多用羌活、独活、防风、藁本、川芎、蔓荆子、甘草、苍术、厚朴、陈皮、生姜、半夏、藿香等。

2.内伤

（1）风热上扰　导致偏头痛的各种致病因素风、火、痰、瘀、虚，均可日久化热。风火瘀热均易伤阴致肝阳偏亢，风热内动。外感风邪引动内风、瘀热之邪上扰清窍，则气血逆乱，脑脉痹阻，不通则痛。症见头痛部位多不固定，有的以两侧及前额部为重，有的以左侧耳后为著。疼痛性质以闷痛、胀痛较为多见，舌淡红，苔薄白，脉沉细弦。多选用杨秀清教授的散偏痛方加减。基础用药如下：川芎、白芍、柴胡、香附、白芷、地龙、藁本、蔓荆子、甘草等。

（2）肝火上炎　肝火头痛多由于感受火热之邪，或肝气郁结，日久化热，火随气逆，上扰清窍。如《金匮翼》言"肝厥头痛，肝火厥逆，上攻头脑也，其痛必在颠顶，以肝之脉与督脉会于颠故也"。其症见头痛而胀，或痛在颠顶，或痛在两侧，面红目赤，心烦易怒，口干口苦，便秘溲赤，舌红，苔薄黄，脉弦数。治以清肝泻火，方用龙胆泻肝汤化裁。基础用药如下：龙胆草、黄芩、栀子、泽泻、木通、当归、生地黄、柴胡、甘草、车前子等。

（3）肝郁气滞　肝主疏泄、主藏血，肝疏泄、藏血失职则可致脑之气血逆乱而出现头痛；疏肝养血法用于肝郁血虚之偏头痛，症见头痛偏于一侧，多呈胀痛，痛剧则泛呕苦水，其痛反复发作，多见于女性，经期多发，其发病多与情志因素有关，并伴有胸胀满，脉沉弦，舌微显紫色。方选逍遥散加减，可酌配四物汤、甘麦大枣汤等滋阴养血方。基础用药如下：熟地黄、当归、白芍、川芎、甘草、小麦、大枣等。

（4）痰热上扰　痰热头痛多由于饮食不节，或肝气郁滞，克伐脾土；或湿邪困脾，脾失健运，痰湿内生，郁而化热，上蒙清窍发为头痛。如《金匮翼》曰："痰厥头痛者，病从脾而之胃也，夫脾主为胃行其津液，脾病则胃中津液不得宣行，积而为痰，随阳明之经上攻头脑而作痛也。"《丹溪心法·头痛》云："头痛多主于痰，痛甚者多火。"症见头痛重胀，恶心呕吐痰涎，胸脘满闷，肢重体倦，苔黄腻，脉弦滑。治宜清热化痰、祛湿，方用温胆汤化裁。基础用药如下：半夏、竹茹、橘皮、甘草、白茯苓等。

（5）瘀血阻络　外伤跌仆、久病入络等致血瘀气滞，气血不通，脉络失养而发为头痛。此类头痛多经久不愈，痛处不移，其痛如针刺，多有外伤史和瘀血，舌暗红或有瘀斑，脉涩或弦紧。采用活血化瘀为治则，方以血府逐瘀汤加减。基础用药如下：桃仁、红花、当归、生地黄、川芎、赤芍、牛膝、桔梗、柴胡、枳壳、甘草等。

（6）脾胃气虚　气虚头痛，气虚之证五脏六腑皆有，但杨秀清教授独责之中焦脾胃气虚，脾胃为后天之本，气血生化之源，主升清阳之气，脾胃健旺，熏蒸腐熟五谷，化源充足，五脏安和，九窍通利，则清阳之气出上窍，上达于脑。久病体弱，或劳累过度，中气耗伤，清阳不升，清窍失于滋养而致头痛。《类证治裁·头痛论治》云："头为天象，诸阳经会焉……精华内痹，郁于空窍，清阳不运，其痛乃作。"《杂病源流犀烛》曰："经又曰，头痛耳鸣，九窍不利，肠胃之所生，此盖以肠胃为卫门之道路，气之所以往来，气虚不能上升于颠顶，故头痛。"症见头痛绵绵，时发时止，过劳则甚倦怠乏力，神疲气短，乏味纳差，舌淡红，苔薄白，脉细无力。治宜益气升阳，方用补中益气汤化裁。基础用药如下：黄芪、甘草、党参、当归、陈皮、升麻、柴胡、白术等。

（7）阴虚阳亢　阴虚头痛，热病伤及肾阴，或久病之后肾阴耗伤，或酒色过度，肾阴暗伤，肾精亏于下，不能上举于头，加之阴虚生内热，虚热上浮，扰犯清窍，而致头痛。《景岳全书》曰："阴虚头痛，即血虚之属也，凡久病者多有之，其证多因于水亏，所以虚火易动，火动则痛，必兼烦热、内热等证。"《石室秘录·偏治法》曰："如人有头痛者，人以为风在头，不知非风也，亦肾水不足，而邪火冲于脑。终朝头昏，似头痛而非头痛也，若止治风，则痛更甚。法当大补肾水，而头痛头晕自除。"症见头痛而空，眩晕耳鸣，腰膝酸软，五心烦热，遗精带下，舌红，少苔，脉弦细无力。辨为阴虚头痛，治宜滋补肾阴，方用六味地黄汤化裁。基础用药如下：熟地黄、山茱萸、山药、泽泻、牡丹皮、茯苓等。

（三）经验之谈

杨秀清主任医师通过对自己40余年临床经验的总结，主要从风热、肝火、痰热、肝郁、血瘀、气虚、阴虚等方面辨治偏头痛。学生跟从吾师学习期间，亦常听老师言"头无寒痛，腹无热痛""不通则痛""诸邪皆可热化""头痛乃宿疾"。偏头痛的病因病机虽与风、寒、湿等外感之邪有关，但亦与肝、脾、肾三脏联系紧密，与痰、火、瘀、虚等因素有关，诸多病因病机最终都会导致风热上扰，脉络痹阻，不通则痛。其病机"热"主要为：风寒湿邪皆可化热、肝郁化热、痰瘀化热、阴虚也可致虚热上扰。

本病初病在经，以部位用药为主；久病在络，以通络止痛为主；反复发作，以追本溯源祛邪为主；风、寒、湿、痰、瘀等诸邪皆可化热，以清热为主。对于肝郁气滞、风火上扰和肝火上炎证候的治疗方法以清热止痛为主。其中在散偏汤的基础上化裁的头痛宁方应用最多。

杨秀清教授认为当重视宿疾，可巧用选奇汤。选奇汤出自《兰室秘藏》卷上，药有四味：羌活、防风各三钱，甘草三钱，酒黄芩一钱。本方原来用治风热上犯，头痛眩晕，眉棱骨痛。杨老师认为此方不仅可以治疗风热夹痰上扰之头痛眩晕，而且还能祛除内伏之邪热，有标本兼治之效。

杨秀清教授治疗本病的用药特色主要在于：①治疗由于内、外、邪热引发的头痛，尤擅用黄芩，他认为黄芩不仅在选奇汤中具有内消邪热又可随络脉开通而外散的作用外，更为治头痛清热之妙药。头痛无论外感、内伤皆可用之，头痛之邪热，非此不能除。②治疗头痛擅用薄荷，一则取薄荷味辛，其性发散，有疏风散邪作用；二则取薄荷轻扬升浮，芳香通窍，具有清利头目，引药达病所之效；三则取其性凉既可清热，又可抑制辛温药之过。③对于引经药的使用并不限于偏头痛初发者，治疗顽固性头痛、慢性头痛，处方中加入引经药，也可起到意想不到的效果。

二、相关研究

（一）风邪为主要致病因素

（1）外风　风者，有外风、内风之分，外风即为外感风邪，风为阳邪，其性轻扬、易入，其气易感。《素问·太阴阳明论篇》谓"伤于风者，上先受之""高巅之上，惟风可到"。而头为诸阳之会，位居高颠，三阳六腑清阳之气皆会于此，三阴五脏精华之血亦皆注于此。《太平圣惠方》有"夫偏头痛者，由人气血俱虚，客风入于诸阳之经，偏伤于脑中故也"；《圣济总录》亦有"偏头痛之状，由风邪客于阳经，其经偏虚者，邪气凑于一边，痛连额角"。《症因脉治》中指出"伤风头痛或半边偏痛，皆因风冷所吹，遇风冷则发。贼风外袭，上犯颠顶，邪气稽留，风邪入脑，清阳被扰气血不畅，阻遏络道"，成为"头风"。因此，风邪易侵袭而致头痛。

（2）内风　内风可由肝阳化风、热极生风、阴（血）虚风动所致。《类证治裁·头风论治》曰："风邪上干，新感为头痛，深久则为头风。"头风病时作时止，遇触即发，与风性之善行数变相类，而偏头痛经久不愈，符合内伤头痛之特点，故本病多为"内风"所致。然而，两者往往相互为患，互为因果，外风可引起内风，临床上诸多偏头痛患者遇风则痛剧即为佐证。引起内风主要原因是脏腑功能失调，尤以肝为著。肝为风木之脏，肝木失和，内风旋动，故内风形成多与肝胆有关，正如《素问·至真要大论篇》云"诸风掉眩，皆属于肝"。

肝胆与头风病关系密切，首先经脉循行为其基础："肝足厥阴之脉……连目系，上出于额，与督脉会于颠""胆足少阳之脉……起于目内眦，上抵头角，下耳后"。由此可见，肝胆之经脉布及头部的前额、两侧及头顶。同时，肝通过督脉影响于头脑，如张锡纯指出"肝肾充足则自脊上达之，督脉必然流通，督脉者又脑髓神经之根也"。这些内在经脉的客观联系，构成了头风与肝密切联系的基础。

其次肝失疏泄为病机关键。肝主疏泄，畅达全身气血津液。《类证治裁》中指出："凡上升之气，皆从肝出。"《素问·宣明五气篇》谓"肝藏魂"，其机制在于肝之疏泄正常，气血平和，神有所养；疏泄不及则情志抑郁，多疑善虑；疏泄太过则气有余便是火，心烦易怒。气机调畅，使气血平和而无病，若肝胆疏泄不及则气滞血瘀，阻碍清阳而头痛，若疏泄太过则肝气亢逆，化火生风，气血逆乱，上扰清窍而头痛。而内伤杂病之火热生风证，主要由于肝经郁热郁火所致，《中风斠诠》提出"木火既旺，即自生风，风由实热动风者，气粗息高，狂躁多怒"。《吴中珍本医籍四种·柳宝诒医论医案》认为"肝风之证，亦有虚实两种，而虚者为多。木郁则化火，火郁则生风，此实证也。血虚则木烁，木烁则生风，此虚证也"。此外，阴亏血少，筋脉失养也可致阴虚风动，血虚风动。

（二）诸邪皆可化热

（1）肝郁化热 肝郁则气滞，气滞则化火，火热上扰脑窍则发头痛。《素问·至真要大论篇》云："诸逆冲上，皆属于火。"火性炎上，易袭阳位，本病之火多属气郁化火，肝经风火上扰清窍，则导致头痛。肝胆气逆是引起头痛的重要病因之一。《圣济总录·肝脏门》曰："盖肝实则生热，热则阳气盛。"《临证指南医案》也指出了"郁则气滞，气滞久则必化热……火性炎上，火邪上扰清空之窍而致头痛""头痛一证，皆由清阳不升，火风乘虚上入所致"。说明情志内伤，肝郁气滞，导致肝胆火盛，郁久化热，上扰脑窍可引发偏头痛。

（2）风、寒、湿邪皆可从热化　《东垣十书》云："风寒伤上部，入客经络，令人振寒头痛，或风寒之邪，留伏阳经，为偏正头痛。"即外感寒邪入里化热，而致偏正头痛。《明医杂著·头痛》曰："久头痛病，略感风寒便发……此属瘀热，本热而标寒，世人不识，率用辛温解散之药，临时得效，误认为寒，殊不知其本有郁热，毛窍常疏，故风寒易入，外寒束其内热，闭逆而为痛。"外感风寒、风湿或风热之邪入侵而致的外感头痛，未能及时表散，延误治疗，致使风寒、风湿之邪伏而化热，又同热邪灼液成痰，痰热上扰，清窍不利而致肝火痰热头痛。

（3）痰瘀化热　《金匮翼》云："痰厥头痛……积而为痰，上攻头脑而作痛。"痰之产生责之于脾失健运，肝失疏泄，气机不畅，津液停聚而成，痰浊瘀久化热，蒙蔽清窍，或风火夹痰上扰，则发头痛。故痰热内伏乃偏头痛的主要病机之一。《素问·方盛衰论篇》中有"气上不下，头痛颠疾"。张锡纯称此为"脑充血头痛"，认为是"脏腑之气，有升无降，而自心注脑之血为上升之气所迫，遂致充塞于脑中血管而作疼作晕也"。气滞、久病致血瘀阻络，未及时化解，久而化热。《金匮要略》曰："热之所过，血为之凝滞。"热邪壅盛，正邪相搏，则影响气血运行；加之血受热煎熬，血热阴伤，以致气血运行不畅而壅滞，可发为痛证。正如《丹溪心法》所概括："痛甚者火多。"风、寒、湿、痰、瘀之邪均可从热化，潜伏机体而致偏头痛。

（三）风热上扰清窍，脑脉痹阻，不通则痛

《证治准绳》曰："然天气所发，六淫之邪，人气所变，五贼

之逆，皆能相害，或蔽覆其清明，或瘀塞其经络，因与真气相薄而为痛也""凡此皆脏腑经脉之气逆上，乱于头之清道，致其不得运行，壅遏精髓而痛者也"。《类证治裁·头痛论治》云："头为天象，诸阳会焉，若六淫外侵，精华内痹，郁于空窍，清阳不运，其痛乃作。"外感风寒、风湿之邪伏而化热；肝郁气滞，木不疏土而致脾失健运，湿浊内停，痰湿内生阻遏清阳，而见痰浊中阻；气滞日久加之痰热内郁，日久深入血分，即前人所说的"初病在气"，久病入血入络，出现瘀血；风、火、瘀、热均易伤阴可导致肝阴暗耗，肝阳偏亢，风热内动。风热之邪上扰清窍，气血逆乱，络脉阻闭，脑脉痹阻，不通则痛。

（四）祛风清热，通络止痛为主要治法

1.治疗偏头痛的常用方药

杨老师认为肝经风热上扰颠顶，脑脉痹阻是其主要病机。因此，在临证遵循前人"头无寒痛，腹无热痛"的原则，常选用柴胡、白芍、川芎、香附、蔓荆子、地龙、黄芩等药，并依据肝火、痰热、气血亏虚等进行加减化裁，如：肝火上炎，脑中热痛，口苦，苔白黄相兼或黄腻者用龙胆泻肝汤加杭菊花、蔓荆子、地龙等药；风热壅滞，瘀热阻络而致的前额疼痛，眉棱与头顶部痛者用清上蠲痛汤加黄芩、蔓荆子、杭菊花、地龙等药；瘀血阻滞者用血府逐瘀汤加用生地黄、蔓荆子、地龙等药。

2.散偏痛胶囊

杨老师认为偏头痛的病位在头，与肝、肾、脾密切相关，风、火、痰、瘀、虚为主要致病因素。其中风邪为首要致病因素，诸邪皆可化热，热极可生风，二者上扰清窍，致脑脉痹阻，不通则痛。偏头痛的病机多为风热上扰，脑脉痹阻。其治疗立祛风清热、通络止痛之法，并针对证型选方。杨老师根据其四十多年临床经验创制散偏痛胶囊。

（1）组方　方由川芎、白芍、柴胡、香附、白芷、地龙等中药组成。功可祛风清热，通络止痛。主治风热上扰、脑脉痹阻之头痛。此方选用散偏汤（清代陈士铎《辨证录》）加减化裁，全方以祛风为主，以清热通络为辅，以"头无寒痛"为指导原则，体现了"热者寒之"和内外风同治的防治思想。

（2）方义　方中川芎为血中之气药，能上行头目，下行血海，为"诸经头痛之要药"；《本草汇言》云"川芎，上行头目，下调经水，中开郁结……虽入血分，又能去一切风，调一切气"。白芍酸寒入肝脾血分，养血柔肝，泻肝经火邪，敛阴而防辛散太过，又有缓急止痛之长，缓挛急止疼痛；与川芎共为君药可开郁气，散邪热，通经络，止头痛。柴胡散郁热，引经并疏肝郁，且可载药升浮，直达头面，为治少阳头痛之要药；香附开郁气，止头痛；白芷芳香上达，为止前额头痛之要药，善治头风痛。三者共为臣药，疏肝解郁，以助川芎、白芍行气止痛。佐以地龙清热息风，通络止痛。余药均为佐使之用。纵观全方，温凉并用，疏散适度，具有祛风清热、通络止痛之功效，从而达到风邪散，郁气开，郁热去，经络通，头痛自除之目的。

综上所述，散偏痛胶囊以中医理论为指导，针对偏头痛的病机特点选药组方。作为治疗偏头痛的院内协定处方制剂，选药得当，组方合理。统观全方，有疏有泄、有主有次、有轻有重，可使外风得去，内风得息，热邪得泄，郁阻得通，从而达到气机调畅、气血通达、五脏和调、头痛自除的目的。

（3）现代药理研究　川芎具有改善脑循环、舒张动脉血管、保护脑缺血损伤、抑制血小板聚集和抗血栓形成等作用。白芍具有镇静、镇痛、抗炎、免疫调节及耐缺氧等作用。柴胡具有镇痛、镇静、抗炎、抗抑郁、抗惊厥等作用。白芷具有镇静、镇痛、抗炎、解痉等作用。香附具有镇痛、抗炎、抑制中枢、降压及强心等作用。地龙具有解热、镇静、抗惊厥、镇痛、降压、改善血流变和抗血栓形成等作用。

（4）前期实验研究　为了进一步观察该药的安全性，为临床安全用药提供可靠的理论依据，杨老师及其研究团队对散偏痛胶囊进行了毒理实验研究，包括小鼠的急性毒性和大鼠的长期毒性实验研究。研究结果显示，该药长期口服不会影响动物的一般状况、饮食、体重、血液及各主要组织脏器的生长发育和组织形态方面的改变，无明显的毒副作用。在药效试验方面，散偏痛胶囊能够增加小鼠软脑膜的侧支循环，改善脑膜微循环，并且能够延长小鼠光热刺激的疼痛反应时间，并且可以抑制小鼠光热刺激导致疼痛反应的程度，提高机械性施压刺激压迫小鼠鼠尾压痛的痛阈。可以明显降低小鼠腹腔洗涤液的吸光度，对醋酸所致小鼠腹腔毛细血管通透性亢进有明显的抑制作用；有显著抑制二甲苯致小鼠耳肿胀的作用，表明散偏痛胶囊具有明显的抗炎作用。散偏痛胶囊可以下调由硝酸甘油诱发的一氧化氮（NO）大量生成的水平，可以上调由硝酸甘油诱发的5-羟色胺（5-HT）、脑脊液 β-内啡肽（β-EP）的生成减少的水平，使其接近正常生化水平。这种联合作用可以抑制一系列在偏头痛发作中级联反应的恶性循环，并将有害物质降低到平衡的生理状态，从而产生止痛效应。由此可见散偏痛胶囊可以调节身体的神经递质分泌，调节血管舒缩障碍，抑制伤害感受信息的传递，起到镇痛作用。

三、临床验案

【病案一】

李某某，女，44岁。初诊日期：2007年4月4日。

主诉：头痛，全身疼痛不适，发冷1周。

现病史：患者于1周前，感冒后出现头痛症状，以前额及双侧颞部、顶部疼痛为著，其痛如破，连及项背，恶风畏寒，遇风尤剧。伴有全身发冷、疼痛不适，无恶心、呕吐、咳嗽、痰多等症状。经治疗未见好转，近日，右侧头痛症状加重，失眠，纳差，大便干，小便正常。

既往史：浅表性胃炎，病史2年。

体格检查：血压90/60mmHg，剑突下压痛。舌暗淡，苔白厚，脉滑数。

中医诊断：偏头痛。

证候诊断：风寒头痛，邪郁少阳。

西医诊断：感冒，慢性浅表性胃炎。

治法：祛风散寒，扶正祛邪。

选方：小柴胡汤加减。

组成：柴胡10g，黄芩10g，太子参12g，生龙骨（先煎）20g，生牡蛎（先煎）20g，前胡10g，荆芥9g，薄荷9g，桔梗9g，连翘10g，炒神曲10g，陈皮10g，桑叶10g，甘草6g。

4剂，日1剂，水煎至400ml，分早晚2次温服。

［二诊］患者服药后头痛明显减轻，睡眠已改善，仍感觉浑身乏力，恶风，食纳量少，继用上方，去生龙骨、生牡蛎，加防风10g，大枣10枚。4剂，日1剂，清水煎至400ml，分早晚2次温服。痊愈。随访1个月，头痛未复发。

按语：该患者头痛1周，未及时治疗，致使头痛愈发严重。初感风寒之邪，邪在表，在太阳，1周后风寒之邪逐渐入里，已侵犯少阳，邪在半表半里之间，郁而化热，出现纳差、失眠等症状，故未选用川芎茶调散，而选小柴胡汤加减，祛邪外出，达到扶正祛邪的目的。其中柴胡，苦、辛，微寒，归肝、胆经，有疏风退热、疏肝解郁、升阳举陷、和解少阳之功效；黄芩苦寒，清泄少阳之热；太子参益气健脾；荆芥散寒祛风；桔梗、连翘、桑叶、薄荷清热解毒；陈皮理气；神曲消积；甘草调和诸药。全方散寒之力轻，清热之力强，达邪去痛止之效。

【病案二】

李某某，女，41岁。初诊日期：2016年7月14日。

主诉：间断性头颠顶部闷痛6年，加重3天。

现病史：患者于6年前一次淋雨后出现头痛、头重，烦闷不适的症状。头痛以颠顶部闷痛为著，呈闷痛样，如有物裹，发作时伴恶心无呕吐，腹胀，不欲饮食，夜间休息差，便行不畅，便溏。未予重视。自服药物控制，效果不佳。3天前，患者晚上洗澡后头发未干，便休息，随后感到头痛难忍，伴有四肢疼痛不适，全身困乏无力，并伴有头晕、恶心欲吐。食纳、夜间休息差。小便正常，大便稀溏。

体格检查：血压120/75mmHg。舌尖红，苔薄白，脉弦滑。

中医诊断：偏头痛。

证候诊断：风湿头痛。

治法：祛风胜湿，通络止痛。

选方：羌活胜湿汤加减。

组成：羌活9g，独活6g，防风9g，藁本6g，川芎6g，蔓荆子6g，甘草6g，苍术6g，厚朴6g，生姜3片。

6剂，日1剂，水煎至400ml，分早晚2次温服。

［二诊］患者服用上方6剂后，头痛次数减少，程度较之前未见减轻，头晕明显减轻，食纳可，仍恶心，夜间休息差，二便调。查体：血压110/70mmHg，舌淡红，苔薄白，脉弦滑。方药如下：羌活8g，防风8g，黄芩10g，蝉蜕10g，天麻12g，葛根10g，薄荷6g，龙胆草8g，白芥子6g，甘草6g。6剂，日1剂，水煎至400ml，分早晚2次温服。

［三诊］患者服上方6剂后，头痛明显减轻，但仍有颠顶部闷痛，二诊方药继续服用6剂，随访3个月未复发。

按语：此患者感受湿邪，未及时祛湿治疗，日积月累，湿邪已化热上串至颠顶，故治疗重在祛湿。首诊方中羌活、独活散寒祛风，胜湿止痛；防风发表散风，胜湿止痛；藁本擅治巅顶头痛；蔓荆子疏散风热，清利头目；薄荷疏散风热，清利头目，疏肝解郁；黄芩清热燥湿，泻火解毒。杨老师在选用大量辛热药的同时，也加入了薄荷、黄芩等清热药，此乃用药之妙。薄荷的功效：一则味辛，其性发散，有疏风散邪作用；二则薄荷轻扬升浮，芳香通窍，具有清利头目，引药达病所之效；三则取其性凉既可清热，又可抑制辛温药之过。

【病案三】

胡某，女，23岁。初诊日期：2011年4月12日。

主诉：前额与眉棱骨处疼痛，伴头目不清5年，加重3个月。

现病史：患者于5年前无明显原因出现前额与眉棱骨部位疼痛伴头目不清，症状时轻时重，头痛呈胀痛感，不伴有恶心、呕吐、纳差等症状。经多方医治，效果不佳。近3个月来，因家人生气后，感觉前额部疼痛较之前明显加重，未予重视，亦未服药。后每遇情绪紧张和日晒后，感觉疼痛加重，舌淡红，苔白，脉沉细弦。

既往史：无。

过敏史：无。

中医诊断：偏头痛。

证候诊断：风热上扰。

治法：祛风清热，通络止痛。

选方：选奇汤加减。

组成：羌活6g，细辛3g，防风10g，黄芩9g，蔓荆子10g，杭菊花10g，川芎12g，地龙10g，甘草6g。

6剂，日1剂，清水煎至400ml，分早晚2次温服。

［二诊］患者服上方6剂，感觉头痛症状基本消失，头目不清较之前减轻，但偶尔感觉前额部位胀痛不适，舌象、脉象同前，

继用上方去羌活，加香附10g，3剂，日1剂，水煎服。

[三诊] 患者服上方3剂后，头痛症状完全消失，仅偶有头目不清感，为巩固疗效仍继用上方加白芍10g，3剂，日1剂，水煎服，调理而愈。随访半年，未复发。

按语： 杨老师认为"不忘夙根，巧用选奇汤"。偏头痛乃宿疾，常反复发作。宿疾必有夙根，夙根归之素有风寒失治，或未治彻底，余邪郁于络脉，郁久化热内伏。此成为本病反复发作的主要原因，所以常遇气候变化、饮食不当、情志失调、劳累过度等触动而发病，杨老师喜用选奇汤以针对其夙根，常与他方合用治疗偏头痛，屡治屡效。

选奇汤出自《兰室秘藏》卷上，药有四味：羌活、防风各三钱，甘草三钱，酒黄芩一钱。羌活其性辛温，气雄而散，发表力强，主散太阳经风邪及寒湿之邪，故善治风、寒、湿邪袭表。防风辛温发散，气味俱升，以辛为用，功善疗风。本方用羌活、防风（常用量为各6~10g）的目的一是疏络通阳，使伏邪外散；二是取气味俱升可引药达病所。方中加入黄芩（8~10g），使伏热既可内消又可随络脉的开通而外散，不再与外邪相引；甘草（6g）调和诸药，使诸药以尽其效，所以常有多年之宿疾，可以得以根治。

【病案四】

陈某，男，45岁。初诊日期：2006年11月27日。

主诉： 头痛半年。

现病史： 半年前，患者因受凉感冒后，感到头部两侧与前额部疼痛，时痛时止。患者平素性格急躁易怒，每遇气候变化及情绪激动时头痛加重，经服中成药无效，亦未加注意。继而出现头晕、耳鸣、心烦、失眠等症状，舌红，苔黄腻，脉弦。

既往史： 无。

过敏史： 无。

中医诊断：偏头痛。

证候诊断：肝火上炎，脑窍不利。

治法：清肝泻火，通络止痛。

选方：龙胆泻肝汤加减。

组成：龙胆草10g，栀子10g，黄芩10g，生地黄10g，木通3g，杭菊花10g，蔓荆子10g，僵蚕10g，泽泻10g，柴胡10g，地龙10g。

3剂，日1剂，清水煎至400ml，分早晚2次温服。

［二诊］患者服上方3剂，现感觉头痛、头晕较之前明显减轻，睡眠较之前好转，但仍感觉前额部头痛，且感觉夜间口干而苦，舌淡红，苔白略干，脉弦。继用上方去木通，加白芍10g，白芷5g；9剂，日1剂，水煎服。

［三诊］患者服上方9剂，现感觉头痛、心烦、失眠、口苦等症状消失，仅感觉有头晕、口干症状，停止服用汤药，以杞菊地黄丸调理而愈。随访半年，未复发。

按语：《吴中珍本医籍四种·柳宝诒医论医案》认为："肝风之证，亦有虚实两种，而虚者为多。木郁则化火，火郁则生风，此实证也。血虚则木烁，木烁则生风，此虚证也。"本例患者属内伤头痛，肝火上炎，脑窍不利之证候，虚实夹杂。头痛发作时与气候变化及情绪激动有关，故多由于感受火热之邪或肝气郁结，日久化热，火随气逆，上扰清窍。《金匮翼》曰："肝厥头痛者，肝火厥逆，上攻头脑也，其痛必在颠顶，以肝之脉与督脉会于颠故也。"其症见头痛而胀，或痛在颠顶，或痛在两侧，面红目赤，心烦易怒，口干口苦，便秘溲赤，舌红，苔薄黄，脉弦数，治以清肝泻火之法。方用龙胆泻肝汤化裁。方中龙胆草大苦大寒，能上清肝胆实火，下泻肝胆湿热，泻火除热，两擅其功；黄芩、栀子归经肝、胆、三焦，泻火解毒，燥湿清热；木通、泽泻导湿热下行，从水道而去，使邪有出路，而湿热无留；柴胡疏肝解郁，与黄芩既解肝胆之热，又增清上之力；杭菊花、蔓荆子清热；僵蚕祛风止痛，加强止痛之力；地龙清热息风、通络、利尿，增强利水渗湿功效；苦燥利湿药易伤阴，故加用生地黄以养阴，使燥湿而不伤阴；甘草调和诸药。

【病案五】

王某，女，30岁。初诊日期：2008年3月6日。

主诉：反复头痛3年，加重半年。

现病史：患者于3年前无明显原因出现头痛，疼痛部位不固定，时而颠顶部，时而双侧颞部，疼痛部位有跳动感，用手按之则疼痛加重，疼痛时作时止。每遇气候变化、情绪激动或月经来潮时疼痛发作。经服中药（50余剂）及西药无效。近半年来，患者左侧头痛发作次数增加且疼痛较之前加重，有疼痛如裂之状，表情痛苦，头面部有灼烧感，面色无华。舌淡红，苔白，脉沉细弦而滑。

既往史：无。

过敏史：无。

体格检查：血压110/80mmHg。心脏、肺部、腹部查体均未见异常。神经系统体征检查提示：神志清，精神差，双侧瞳孔等大等圆，直径约3.0mm，对光反射灵敏，四肢肌力、肌张力正常，病理反射未引出。

辅助检查：经颅多普勒超声（TCD）示：未见明显异常。

中医诊断：偏头痛。

证候诊断：肝郁气滞。

西医诊断：血管性头痛。

治法：解瘀通络，清热止痛。

选方：散偏汤加减。

组成：柴胡9g，香附10g，川芎15g，白芷3g，郁李仁6g，白芥子9g，白芍9g，蔓荆子10g，地龙10g，甘草6g。

6剂，日1剂，水煎至400ml，分早晚2次温服。

［二诊］患者服上方3剂，感觉左侧头痛明显减轻。其服完6剂后，感到头痛症状消失，并感到精神较之前明显好转，但感觉头昏，夜间休息差。继用上方加夜交藤15g，杭菊花10g；6剂，日1剂，水煎至400ml，分早晚2次温服。患者服药6剂后，感觉诸症消失，随访半年，未复发。

按语： 本患者证属肝气郁结化火，火性炎上，上扰清窍则头痛，属内伤头痛肝郁气滞，风火上扰证候范畴。患者头痛发作时与气候变化及情绪激动有关。其病机为肝郁气滞，化热化火或外邪伏留，从而导致气机阻滞，夹痰夹火，上扰清窍，脑络阻滞而致肝郁气滞风火上扰头痛。外感风寒、风湿或风热之邪入侵而致的头痛，未能及时治疗，风寒、风湿之邪伏而化热，热邪上扰，清窍不利亦可致肝火风热头痛。治疗选取清代医家陈士铎在《辨证录·头痛门》篇中所载的散偏汤，在此基础上加味化裁，主要由川芎、白芍、柴胡、香附、白芷、地龙等组成。方中川芎为血中之气药，能上行头目，下行血海，为"诸经头痛之要药"。《本草汇言》云："川芎，上行头目，下调经水，中开郁结……虽入血分，又能去一切风，调一切气。"白芍酸寒入肝脾血分，养血柔肝，泻肝经火邪，敛阴而防辛散太过，又有缓急止痛之长，缓挛急止疼痛，与川芎共为君药可开郁气，散邪热，通经络，止头痛。柴胡散郁热，引经并疏肝郁，且可载药升浮，直达头面，为治少阳头痛之要药；香附开郁气，止头痛；白芷芳香上达，为治前额头痛之要药，善治头风痛；三者共为臣药，疏肝解郁，以助川芎、白芍行气止痛。佐以地龙清热息风，通络止痛。余药均为佐使之用。纵观全方，温凉并用，疏散适度，具祛风清热、通络止痛之功效，从而达到风邪散，郁气开，郁热去，经络通，头痛自除之目的。杨老师在此基础上临证加减，疗效甚佳。

【病案六】

王某某，女，35岁。初诊日期：2010年11月2日。

主诉：头痛10余年，复发3天。

现病史：患者于10余年前，无明显原因出现头痛症状，以双侧颞顶部为著，其头痛呈闷痛样如有物裹，发作时伴恶心无呕吐，腹胀，不欲饮食，夜间休息差，便行不畅。经多方治疗，症状有所缓解，但生气后易发作。近3天来，患者因与同事发生争执后，感到头痛较之前明显加重，以双侧颞顶部、后枕部闷痛为著，前来就诊。伴头晕恶心、纳差、失眠、小便正常、大便未解。

既往史：无。

体格检查：血压140/85mmHg。舌质暗红，苔黄厚腻，脉滑。

中医诊断：偏头痛。

证候诊断：痰热头痛。

西医诊断：血管性头痛。

治法：清热化痰，通络止痛。

选方：温胆汤加减。

组成：半夏9g，陈皮10g，茯苓10g，竹茹10g，枳实10g，柴胡9g，羌活8g，防风8g，黄芩10g，薄荷6g，远志9g，生牡蛎30g，甘草6g。

6剂，日1剂，水煎至400ml，分2次温服。

[二诊] 患者服上方6剂后，上症悉减，再予6剂，头痛症状消失，纳馨眠佳，二便调畅，诸症告愈。随访3个月，未复发。

按语：痰热头痛多由于饮食不节，或肝气郁滞，克伐脾土；或湿邪困脾，脾失健运；痰湿内生，郁而化热，上蒙清窍发为头痛。《金匮翼》曰："痰厥头痛者，病从脾而之胃也，夫脾主为胃行其津液，脾病则胃中津液不得宣行，积而为痰，随阳明之经上攻头脑而作痛也。"《丹溪心法·头痛》云"头痛多主于痰，痛甚者火多"，症见头痛重胀，恶心、呕吐痰涎，胸脘满闷，肢重体倦，苔黄腻，脉弦滑。治宜清热化痰祛湿，方用温胆汤化裁。方中擅用薄荷，一则取薄荷味辛，其性发散，有疏风散邪的作用；二则取薄荷轻扬升浮，芳香通窍，具有清利头目，引药达病所之效；三则取其性凉既可清热，又可抑制辛温药之过。

【病案七】

张某，女，50岁。初诊日期：2007年4月20日。

主诉：头痛时轻时重10年，加重1年。

现病史：患者于10年前，无明显原因突发左侧头痛，时作时止，以右侧颠顶部针刺样疼痛为著，每遇情绪变化、受凉则疼痛发作，经多方治疗无效。近1年来，患者除右侧颠顶部针刺样疼痛外，又感到前额部疼痛，且感到发作时疼痛难忍，用手摸之则感疼痛加重，有针刺感，且伴有恶风欲吐。舌暗淡，苔白，脉沉弦。

既往史：无。

过敏史：无。

体格检查：血压120/85mmHg。神经系统体征检查无异常。

辅助检查：经颅多普勒超声（TCD）示：未见明显异常；头颅CT检查：未见明显异常。

中医诊断：偏头痛。

证候诊断：瘀血阻络。

西医诊断：血管性头痛。

治法：活血化瘀，通络止痛。

选方：血府逐瘀汤加减。

组成：柴胡9g，川芎15g，川牛膝10g，桃仁8g，红花10g，赤芍10g，桔梗6g，枳壳10g，生地黄10g，香附10g，蔓荆子10g，地龙10g，甘草6g。

6剂，日1剂，水煎至400ml，分早晚2次温服。

［二诊］患者服上方6剂后，感觉左侧头部疼痛且用手触头皮则疼痛加重等症状均已消失，前额疼痛较之前减轻，舌暗，苔白，脉沉弦。继用前方加杭菊花10g，白芍10g；6剂，日1剂，清水煎至400ml，分早晚2次温服。

［三诊］患者服上方6剂后，头痛症状基本消失，守方再服4剂后，来诊述其不仅头痛症状消失，而且感到精神较之前明显好转，随访半年，未复发。

按语：本例患者头痛与情绪变化及受凉有关。杨老师辨证为瘀血阻络。因气滞血瘀，脉络痹阻，不通则痛。气滞血瘀或久病血瘀阻络，未及时化解，久而化热。热邪壅盛，正邪相搏，则影响气血运行；加之血受热煎熬，血热阴伤，以致气血运行不畅而脉络壅滞痹阻，可发为痛证。此头痛经久不愈，反复发作，表现为痛处固定不移，痛如锥刺，伴胸胁胀痛，面色晦暗。

此型头痛治以活血化瘀，通络止痛之法。方用血府逐瘀汤配合通络药物加减化裁。柴胡，苦、辛，微寒，归肝、胆经；功效：疏散退热，疏肝解郁，升阳举陷。川芎，辛、温，归肝、胆、心包经；功效：活血行气，祛风止痛，能"上行头目"，祛风止痛，前人有"头痛不离川芎"之说。川牛膝，苦、甘、酸、平，归肝肾经；功效：活血通经、补肝肾、强筋骨、利水通淋、引火下行，此处取其苦泄下行能引火下行，降上炎之火的作用。桃仁，苦、甘、平，有小毒，归心、肝、大肠经；功效：活血祛瘀，润肠通便。红花，辛、温，归心、肝经；功效：活血通经，祛瘀止痛。赤芍，苦、微寒，归肝经；功效：清热凉血，散瘀止痛。桔梗，苦、辛、平，归肺经；功效：宣肺化痰，利咽排脓。枳壳，苦、辛、微寒，归脾、胃、大肠经；功效：破气除痞，化痰消积。生地黄，甘、平，归肝经；功效：息风止痉，平抑肝阳，祛风通络。香附，辛、微苦、微甘、平，归肝、脾、三焦经；功效：疏肝理气，调经止痛。蔓荆子，辛、苦，微寒，归膀胱、肝、胃经；功效：疏散风热，清利头目。地龙，咸，寒，归肝、脾、膀胱经；功效：清热息风，通络，平喘，利尿。其中当归、川芎、赤芍、桃仁、红花活血化瘀；牛膝祛瘀血，通血脉，引瘀血下行；柴胡疏肝解郁，升达清阳；桔梗开宣肺气，载药上行，与枳壳一升一降，开胸行气，使气行则血行；生地黄凉血清热，与当归养阴润燥，使祛瘀不伤阴，配合地龙通络祛风；蔓荆子祛风清热止痛；甘草调和诸药。综观全方，祛瘀血不伤阴，桔梗和枳壳上可开宣肺气，载药上行，牛膝引热下行，地龙通络止痛，诸症可愈。

【病案八】

黄某，女，30岁。初诊日期：2005年10月30日。

主诉： 左侧颞部头痛数年，加重5天。

现病史： 患者于5天前，感觉头痛不适，无恶心、呕吐、视物模糊等伴随症状，头痛以左侧颞部隐痛、空痛为著，每遇劳累后或休息欠佳时加重，自觉乏力不适，经休息后可缓解。

既往史： 无。

过敏史： 无。

体格检查： 血压105/70mmHg。舌淡红、边有齿痕，脉沉弦无力。

中医诊断： 偏头痛。

证候诊断： 气虚头痛。

西医诊断： 血管性头痛。

治法： 益气血，升清阳，止头痛。

选方： 补中益气汤加减。

组成： 太子参10g，黄芪10g，白术10g，薄荷6g，羌活6g，黄芩9g，防风8g，甘草6g，柴胡6g，升麻6g，当归9g。

3剂，日1剂，清水煎至400ml，分2次温服。

〔二诊〕患者服用3剂后，头痛减轻。随予6剂继续服用，上述症状基本消失，再予6剂以巩固疗效。

按语： 气虚之证五脏六腑皆有，而治疗气虚头痛杨老师独责之于中焦脾胃气虚。脾胃为后天之本，气血生化之源，主升清阳之气。脾胃健旺，熏蒸腐熟五谷，化源充足，五脏安和，九窍通利，则清阳之气出上窍达于脑。久病体弱，或劳累过度，中气耗伤，清阳不升，清窍失于滋养而致头痛。《类证治裁·头痛论治》曰："头为天象，诸阳经会焉……精华内痹，郁于空窍，清阳不运，其痛乃作。"《杂病源流犀烛》曰："经又曰，头痛耳鸣，九窍不利，肠胃之所生，此盖以肠胃为冲门之道路，气之所以往来，气虚不能上升于颠顶故头痛。"症见头痛绵绵，时发时止，过劳则甚，倦怠乏力，神疲气短，乏味纳差，舌淡红，苔薄白，脉细无力。治宜益气升阳，方用补中益气汤化裁。该患者为青年女性，病程较短，疗效显著。杨老师重在补气的同时少佐清热的黄芩、薄荷，疗效更佳。

【病案九】

李某，男，65岁。初诊日期：2008年12月18日。

主诉： 头痛数年，加重，伴头昏、耳鸣2个月。

现病史： 患者数年前，无明显诱因出现头痛症状，开始为隐痛，经休息可缓解，之后头痛反复发作，休息后不能缓解，头痛不伴有恶心呕吐、视物模糊等症状。患者曾服用盐酸氟桂利嗪、正天丸等药物后头痛有所减轻，但头痛仍不能彻底缓解。近2个月来，患者常感觉头痛隐隐，无固定部位，伴头昏，脚心、手心发热，盗汗，双耳鸣响，双膝关节酸困不适等症状，无视物旋转及恶心呕吐。症状明显较之前加重，特来就诊。

既往史： 高血压病史12年，最高血压180/120mmHg。

体格检查： 血压130/80mmHg。舌红，少苔，脉弦细无力。神经系统体征检查无异常。

辅助检查：经颅多普勒超声（TCD）示：未见明显异常。头颅CT检查示：增龄性脑改变。

中医诊断：偏头痛。

西医诊断：血管性头痛。

证候诊断：阴虚头痛。

治法：滋补肾阴。

选方：六味地黄汤加减。

组成：生地黄10g，山茱萸10g，茯苓10g，泽泻10g，牡丹皮10g，羌活8g，防风8g，黄芩10g，磁石20g，车前子10g，薄荷6g。

3剂，日1剂，水煎至400ml，分2次温服。

［二诊］患者服上方3剂后，头痛、头晕症状皆减轻，耳鸣仍旧。前方加珍珠母20g，再服6剂，头痛、头昏之症皆愈，唯有耳鸣未除。前方加生龙骨20g、生牡蛎20g，再服12剂后，耳鸣症状减轻，头痛未发。

按语：阴虚头痛在临床上也不少见，其病机多因热病伤及肾阴，或久病之后肾阴耗伤，或酒色过度，肾阴暗伤，肾精亏于下，不能上举于头，加之阴虚生内热，虚热上浮，扰犯清窍，而致头痛。症见头痛而空，眩晕耳鸣，腰膝酸软，五心烦热，遗精带下，舌红，少苔，脉弦细无力。辨为阴虚头痛，治宜滋补肾阴，方用六味地黄汤化裁。本患者治疗中，杨老师在六味地黄汤的基础上去掉熟地黄，选择了生地黄以清热凉血、养阴生津，加用黄芩、薄荷增强清热的功效；羌活、防风散寒祛风、胜湿止痛；车前子清热利湿；磁石滋肾阴、聪耳明目，珍珠母咸、寒，归肝、心经，平肝潜阳、平肝明目、镇心安神；生龙骨、生牡蛎平肝潜阳，养肝肾之阴。全方以滋肾阴为主，加强了清热之力，不忘散风寒湿诸外邪。

第三节 眩晕

一、疾病认识

杨秀清教授对于眩晕的病因病机，纵观前人的论述和临床实践的认识，总结有主风、主痰、主火、主虚等说法，然眩晕之证，中医以虚实立论，虚则有阴阳气血之分，实乃有痰、涩、风、火之辨。在临床上往往以虚实互见、下虚上实为基本特征，而下虚不外气与血，上实不外风、痰、火；下虚是本，上实是标。虚中夹实者为多见，纯虚证者比较少见。虚中夹实者，又以虚多实少为多。其中大致病机可分为以下几种。

（1）痰湿中阻　嗜酒肥甘，饮食劳倦，伤于脾胃，健运失司，以致水谷不化精微，聚湿中阻，则清阳不升，浊阴不降，引起眩晕。症见头晕头昏，头重如裹，肢体倦怠，食后脘胀，恶心呕吐，舌苔滑腻，脉象弦滑。治当化痰清空，和胃降逆，浊阴得降，胃和自安。方取半夏白术天麻汤加生龙骨、生牡蛎、决明子等化裁。"无痰不作眩"的论点，为指导临床的依据，痰因气滞，理气则痰自消，气和则痰自息。但临证还需细分寒热，偏于寒者当以温化，热变则宜清而化之。前者取半夏白术天麻汤之意，后者用温胆汤清化痰热、和胃降逆之旨，则病去体安。

（2）肝阳上亢　素体阳盛，肝阳上亢，发为眩晕；或因长期恼怒，气郁化火，使肝阴暗耗，风阳升动，上扰清空发为眩晕，或肾阴素亏，肝失所养，以致肝阴不足，肝阳上亢发为眩晕。症见头晕且痛，面部潮红，急躁易怒，少寐多梦，口干苦，重者晕而欲仆，舌红，苔黄，脉弦或兼细数。此乃水火失济，本虚标实之证，方用天麻钩藤饮化裁，较为切体。方取天麻、钩藤、杭菊花、白蒺藜以清窍息风，凡虚风内作非天麻、钩藤之不能定；配以桑寄生、枸杞、白芍、生地黄、珍珠母、代赭石、夜交藤柔养肝木，重镇潜阳；并以牛膝引诸药入下。在临证时，如辨证准确，用之每获良效。

（3）肾精不足　肾为先天之本，藏精生髓，若先天不足，肾阴不充，或老年肾亏，或久病伤肾，或房劳过度，导致肾精亏耗，不能生髓，而脑为髓之海，上下俱虚，发为眩晕。症见头晕日久，精神萎靡，耳鸣健忘，腰膝酸软，遗精阳痿，舌质淡红，脉象沉细。此所谓《灵枢·海论》云："髓海不足，则脑转耳鸣，胫酸眩冒，目无所见，懈怠安卧。"治宜补肾填精，充养脑髓。方取河车大造丸化裁。方中党参、茯苓、熟地黄、麦冬补益气血，滋肾养阴；杜仲、牛膝补肾益精；紫河车、龟甲填精补髓；共奏补益髓海之功，髓海充足，则脑转耳鸣自消。

（4）气血亏虚　久病不愈，耗伤气血；或失血之后，虚而不复；或脾胃虚弱，不能健运水谷；生化气血，以致气血两虚，气虚则清阳不展，血虚则脑失所养，皆能发生眩晕。症见头晕目眩、神疲懒言、饮食少进、面色少泽、心悸少寐、动则加重、舌淡、苔薄、脉象细弱等症。如《灵枢·口问》所载："故上气不足，脑为之不满，耳为之苦鸣，头为之苦倾，目为之眩。"治用人参养荣汤化裁，同补五脏，取下治上，以收全功。正如薛立斋所云："气血两虚，而变现诸证，莫能名状，勿论其病，勿论其脉，但用此汤，诸症悉退。"说明此方具有补益气血、调养五脏之功效，所谓能统治诸病，其要则归于养荣。

然眩晕偏于气虚者，此乃中气不足，致使清阳不升，浊阴不降而发病。症见头晕喜卧，倦怠懒言，少气无力，面白少华，纳减便溏，舌淡，苔薄，脉象虚缓。治用补中益气汤最为合适，药以党参、黄芪补中益气；白术健脾燥湿；佐以当归和血养阴；升麻、柴胡并升清气，使阳升则万物生，清阳升则阴浊降；以陈皮调理气机，并使参芪补而不滞；而甘草调和诸药，可见全方配伍精当，紧扣病机，升清降浊，眩晕得除。

二、相关研究

（一）理论基础

历代医籍记载眩晕病证颇多。这些论述皆为后世论述眩晕的主要理论依据。《黄帝内经》认为眩晕乃颠顶之痰；汉代张仲景在《伤寒论》中提出，口苦、咽干、目眩欲僻地者，为水气作眩的真武汤证；《金匮要略·痰饮咳嗽病脉证并治》篇中有"心下有支饮，其人苦冒眩，泽泻汤主之""卒呕吐，心下痞，膈间有水，眩悸者，小半夏加茯苓汤主之"。这些关于痰饮致病的理论和治疗方法，为后世"无痰不作眩"的论述，提供了理论依据，开辟了"因痰致眩"及其治疗的先河。元代张从正主张从"痰"立论，提出了吐法为主的治疗方法，他在《儒门事亲》中指出"头风眩晕……在上谓之停饮，可用独圣散吐之，吐讫，后服清上辛凉之药。凡眩晕多年不已，胸膈痰涎壅塞，气血颇实，吐之甚效"。李东垣在《兰室秘藏·头痛》中所论"恶心呕吐，不食，痰唾稠粘，目不能开，如在风云中"，即脾胃气虚，浊痰上逆致眩晕，并提到"足太阴痰厥头痛，非半夏不能疗；眼黑头眩，风虚内作，非天麻不能除"。朱丹溪更力倡"无痰不作眩"，他在《丹溪心法》中论"头眩，痰挟气虚并火，治痰为主，挟补气药及降火药。无痰不作眩，痰因火动；以有湿痰者"。眩晕在临床上以虚实夹杂者为多见，纯虚证者较少见。《黄帝内经》曰："诸风掉眩，皆属于肝。"因而，临床中大多从肝而治，但除从肝论治外，加强对脾的调理，往往获效甚佳。因脾主运化，具有益气、益血、统血之功效，脾之为病多与气、血、痰、湿有关，而眩晕之证多与气、血、痰、湿病变相关。关于椎基底动脉供血不足性眩晕的证型研究较多，大多认为是以痰浊为主。

（二）病机

杨秀清老师认为本虚标实为眩晕发作之根本病机，脾虚生痰，加之肝肾阴虚，肝阳上亢，肝风夹痰，上扰清窍而致眩晕。现代人生活方式及饮食习惯的改变，嗜食肥甘厚腻，损伤脾胃，聚湿生痰，脉络阻滞，气血运行不畅则导致眩晕。杨老师从事临床工作多年以来认为嗜酒肥甘或饥饱劳倦，久之脾胃虚弱，健运失司，则水谷不能化生精微，聚湿生痰，痰浊中阻，痰阻又影响脾之运化，使脾气更虚，而痰浊又因而加重，两者相互影响。气虚则清阳不振，清气不升，清窍失养；痰阻则清阳不升，浊阴不降，上泛而蒙蔽清窍，两者交加而致眩晕。

（三）治疗

1.眩晕的根本治法

总之，眩晕虽与风、痰、瘀、虚有关，但临床中多是由于脾虚生痰，痰湿中阻所致，其属本虚标实之证，故治疗必须标本兼治，既要益气健脾，又须祛湿除痰。益气健脾为治本，杜绝生痰之源，祛湿除痰为治标，同时能解除脾之湿困，又利脾之运化。又因痰浊具有黏滞难去的特点，因而易阻碍气机，气机不畅，则血行不利，久而成瘀，对痰浊中阻之眩晕辨治常兼以活血利水。因此，健脾化痰、升清降浊、定眩通络是该病的根本治法。本法配伍精当，既体现了健脾化痰乃治疗本病之根本，又兼顾到肝火、肝风乃本病之标，标本兼顾，与痰浊中阻，清阳不升，浊阴不降，清窍蒙蔽之病机丝丝相扣，共奏健脾化痰、升清降浊、定眩通络之效，使脾胃健运，中焦气机畅利，升清降浊畅达，清气上充于脑，则眩晕止矣。

2.天麻晕宁胶囊

根据痰浊中阻这个病机，杨老师创立了健脾化痰、升清降浊、定眩通络的治法，并以此为依据结合自身临床经验，严格筛选临床有效药物制成天麻晕宁胶囊。

（1）组成　半夏、白术、茯苓、泽泻、天麻、葛根、决明子、生龙骨、生牡蛎、仙鹤草。

（2）方义　方中半夏燥湿化痰、降逆止呕，天麻平肝息风而止头眩，两者合用，为治风痰眩晕头痛之要药，本方以此两味为君药。白术健脾燥湿，与半夏、天麻配伍，祛湿化痰、止眩之功效益佳。茯苓、泽泻利水渗湿，与白术相伍，尤能治生痰之本。李杲曰："茯苓，淡能利窍，甘以助阳，除湿之圣药也。"三药共为臣药。仙鹤草补虚健脾。葛根升举阻遏之清阳，张山雷言"葛根，气味皆薄，最能升发脾胃清阳之气"。决明子清泻肝火，生龙骨、生牡蛎均可平肝潜阳，以上诸味皆为佐药。全方既体现了健脾化痰乃治疗本病之根本，又兼顾到肝火、肝风乃本病之标，故配用清泻肝火、平肝潜阳息风之品。诸药共奏健脾化痰、升清降浊、定眩通络之效。

（3）现代药理研究　半夏对呕吐中枢有抑制作用，以及祛痰作用。天麻可使椎动脉血流量明显增加，还具有抑制血小板聚集的作用。白术有抗凝血、镇静、抗氧化作用，可提高超氧化物歧化酶（SOD）活性，增强机体对自由基的清除能力，减少自由基对机体的损伤。泽泻具有降血脂、抗动脉粥样硬化、降血糖的作用。葛根可以抗血小板聚集、降血脂、扩张脑血管、清除自由基以及降低血浆内皮素。茯苓有增强免疫的作用。仙鹤草具有抗凝血和抗血栓形成的作用。龙骨具有一定的镇静作用，还可缩短小鼠的凝血时间。牡蛎有镇静、增强免疫、调节电解质平衡的作用。决明子可抗血小板聚集、预防动脉粥样硬化并具有降压作用。

（4）前期实验研究　天麻晕宁胶囊能够显著降低椎基底动脉供血不足引起的眩晕大鼠血浆内皮素（ET）的含量，并升高血浆降钙素基因相关肽（CGRP）的含量，升高SOD活性，加强自由基清除能力，减少脂质自由基产生，降低模型大鼠血液黏稠度，增快血流速度，从而改善脑部供血。并且通过升高血清一氧化氮（NO）含量，从而发挥其扩张血管，解除血管痉挛，抑制平滑肌细胞增殖、迁移，抗血小板黏附聚集，抑制白细胞黏附及清除自由基等作用。对于脑血流量减少、脑血管重塑、脑动脉粥样硬化及血栓形成均具有防治作用，从而达到改善血管功能的目的。

三、经典验案

【病案一】

李某，男，56岁。初诊日期：2007年9月11日。

主诉：头晕、头痛2年，加重3天。

现病史：患者于2年前无明显诱因出现头晕，伴头部胀痛不适，以前额及双颞侧为主，时有一过性视物旋转，无明显恶心、呕吐，情绪急躁时加重，时有心烦，平素自觉口干口苦，饮食尚可，夜间休息差、多梦，神倦不耐劳累。曾在当地县医院就诊，经颅多普勒超声（TCD）示：双侧大脑中动脉血流速度增快，椎动脉血流速度增快，诊断为椎基底动脉供血不足。经静脉滴注丹参注射液、舒血宁注射液及口服盐酸氟桂利嗪胶囊治疗，上述症状缓解。其后多因情绪波动，加重上述症状。3天前，患者与家人争吵后，上述症状再发，且较之前加重。患者自感头晕，于体位变化时明显，伴头部胀痛明显，以前额及双颞侧为重，面部潮红，口干、口苦，遂来就诊。

既往史：高血压病史多年，未经系统诊治。

过敏史：无。

体格检查：血压150/100mmHg，面色潮红，自主体位，查体合作。心脏、肺部、腹部检查未见明显异常。神经系统体征检查无异常。舌红，苔黄，脉弦细数。

辅助检查：头颅CT检查示：未见异常。经颅多普勒超声（TCD）示：双侧大脑中动脉及椎动脉血流速度增快。

中医诊断：眩晕。

证候诊断：肝阳上亢。

西医诊断：椎基底动脉供血不足。

治法：清肝调脾，潜阳息风。

处方：天麻9g，钩藤（后下）12g，杭菊花10g，白蒺藜10g，川牛膝12g，桑寄生10g，枸杞10g，白芍10g，生地黄10g，珍珠母（先煎）15g，代赭石（先煎）10g，夜交藤15g。

3剂，日1剂，水煎服，分早晚2次温服。

［二诊］患者服用3剂后，上述症状有所缓解，活动过多时稍感头晕，头胀痛明显改善，感觉胸胁苦满，两胁作痛，不欲饮食。故去桑寄生、枸杞、代赭石，加川芎9g、当归9g、白术9g、茯苓9g，再服3剂。

［三诊］患者服用3剂后，上述症状明显缓解，头晕、头痛减轻，睡眠尚差，加酸枣仁30g之后，再服4剂。

［四诊］患者服药后上述症状明显缓解，头晕减轻，无明显头痛，饮食及睡眠良好。守方再进7剂，前后共服用17剂，诸症消失。

为巩固疗效，嘱患者以原方服用1个疗程，即7剂。随访半年，未复发。

按语：《临证指南医案·眩晕·华岫云按》云："经云诸风掉眩，皆属于肝。头为诸阳之首，耳目口鼻皆系清空之窍，所患眩晕者，非外来之邪，乃肝胆之风上冒耳，甚则有昏厥跌仆之虞。"肝肾不足，肝阳偏亢，火热上扰，以致头痛、眩晕；肝阳偏亢，神志不安，故夜寐多梦，甚至失眠。治疗则以平肝息风为主，配合清热活血、补益肝肾之法。方中天麻、钩藤具有平肝息风之效，用以为君，《本草纲目》曰"天麻为治风之神药"，凡虚风内作非天麻、钩藤之不能定。《药性论》中论菊花："治头目风热，风旋倒地，脑骨疼痛，身上一切游风，令消散，利血脉。"杭菊花、白蒺藜以清窍息风。配以桑寄生、枸杞、白芍、生地黄、珍珠母、代赭石、夜交藤柔养肝木、重镇潜阳。《本经逢原》云"丹溪言牛膝能引诸药下行"，故以川牛膝引血下行，引诸药而入下。

肝性喜条达，恶抑郁，为藏血之脏，体阴而用阳。情志不畅，肝木不能条达，则肝体失于柔和，以致肝郁血虚。肝郁血虚则胸胁苦满，两胁作痛，头晕目眩。肝木为病易于传脾，脾胃虚弱故神疲食少。《素问·脏气法时论篇》提到"肝苦急，急食甘以缓之""脾欲缓，急食甘以缓之""肝欲散，急食辛以散之"之旨，加用川芎、当归以补肝体而助肝用，使血和则肝和，血充则肝柔。白术、茯苓以健脾益气非但实土以抑木，且使营血生化有源。肝郁血虚，虚热、虚烦不眠，《名医别录》载"烦心不得眠……虚汗，烦渴，补中，益肝气，坚筋骨，助阴气"。故加用酸枣仁以补肝，宁心安神。

【病案二】

王某，男，53岁。初诊日期：2003年10月26日。

主诉：间断头晕、耳鸣3年，加重伴胸闷2个月。

现病史：患者3年前无明确诱因出现头晕症状，伴有视物旋转，无恶心、呕吐，于体位变化时较明显，伴耳鸣，以右耳耳鸣为著。以高血压间断于门诊治疗，病情时好时坏。近1个月来，上述症状发作频繁，伴有胸闷不适，无明显心前区疼痛、心慌。于当地医院就诊，诊断为高血压心脏病，予以丹参注射液、舒血宁注射液静脉滴注治疗，并口服阿司匹林肠溶片、硝苯地平缓释片，住院治疗20余天，上述症状无明显改善。目前，患者时感头晕，伴有一过性视物旋转，无恶心、呕吐，双耳耳鸣，以右耳为著，听力减退，伴胸闷，神疲乏力。

既往史：高血压病史10年，最高血压达180/100mmHg（近期服用硝苯地平缓释片，每次10mg，每日2次，血压波动尚平稳）。

过敏史：无。

体格检查：血压150/100mmHg，自主体位，查体合作。心界向左下扩大心率68次/分，律齐，各瓣膜听诊区无病理性杂音。肺部、腹部检查无明显异常。神经系统体征检查无异常。舌质红，苔少，脉弦有力，左甚于右。

辅助检查：心电图检查示：窦性心律；左室高电压；ST-T改变。颅脑MRI检查无异常。经颅多普勒超声（TCD）示：双侧大脑中动脉血流速度减慢；双侧椎动脉血流速度减慢。颈部血管B超检查示：双侧颈动脉球部内膜增厚并斑块形成；右侧锁骨下动脉内膜斑块形成。血流变测试结果示：高黏滞综合征倾向。

中医诊断：眩晕。

证候诊断：风阳上扰。

西医诊断：高血压病3级（极高危组），高血压心脏病，心功能Ⅱ级，神经性耳鸣。

治法：柔肝，潜阳，息风。

处方：生地黄20g，天麻15g，钩藤15g，生石决明（先煎）20g，丹参10g，白芍10g，葛根12g，菊花10g，蔓荆子12g，广郁金10g，茯神10g，夜交藤30g，炙甘草6g。

3剂，日1剂，水煎服，分早晚2次温服。

［二诊］患者服用3剂后，头晕、胸闷诸症有所缓解，右耳耳鸣无缓解，面色泛红，舌红，脉弦。故再柔肝宁心，而息内风。去丹参、石决明，加煅龙骨（先煎）30g、煅牡蛎（先煎）30g、白蒺藜10g，之后再服用3剂。

［三诊］患者服用3剂后，患者面色泛红，夜间睡眠好，但多梦，偶感心前区闷痛不适，舌红，苔薄，脉弦细。故加五味子6g、

玉竹10g，之后再服4剂。

[四诊] 患者服药后上述症状明显缓解，头晕减轻，无明显胸闷，右耳耳鸣有所改善，饮食及睡眠良好。守方再进7剂，前后共服用17剂，诸症消失。

为巩固疗效，嘱患者服用原方1个疗程，即7剂。随访半年，未复发。

按语： 本案患者高血压病史多年，素体肝肾不足，水不涵木，风阳上扰，故头晕、耳鸣，脉弦有力，舌质红，苔少。肝肾不足则心肾亦亏，营阴不足而致心脉不畅，故见胸闷不适。此为上盛下虚、本虚标实之证。治疗以生地黄、白芍、夜交藤补肝肾之阴以治本虚，此即"柔肝"。以天麻、钩藤、菊花、石决明平肝息风以治其标。佐以甘草、茯神补益心气而宁神；郁金、丹参行气活血。本方以柔肝潜阳息风为重点，标本兼顾。

【病案三】

黄某，男，55岁。初诊日期：2004年3月18日。

主诉： 反复发作性眩晕5年，加重伴恶心呕吐4天。

现病史： 患者于5年前劳累后出现头晕症状，伴视物旋转及恶心，于体位变化时较明显，间断于门诊治疗，时好时坏。近2年来上述症状发作频繁，每年发作3~4次，曾在当地医院就诊，诊断为：椎基底动脉供血不足。治疗予以地西泮片、维生素B$_6$、盐酸氟桂利嗪胶囊等口服药物。上述症状再发作，且较之前加重，遂来就诊。现症见患者头晕目眩，视物旋转，不敢睁眼，站立不稳，恶心，呕吐，胸闷，神疲乏力，时有头痛，左侧耳鸣伴听力减退。

既往史： 高血压病史3年，最高血压达160/100mmHg（近期服用硝苯地平缓释片，每次10mg，每日2次），血压波动尚平稳。

过敏史： 无。

体格检查：血压 120/70mmHg，自主体位，查体合作。心脏、肺部、腹部检查未见明显异常。神经系统体征检查无异常。舌淡暗，苔白腻，脉弦滑。

辅助检查：经X线颈椎片、颅脑MRI及心电图检查均无异常。经颅多普勒超声（TCD）示：双侧大脑中动脉血流速度明显增快，双侧大脑前后动脉、左侧椎动脉血流速度增快。颈部血管B超示：双侧颈内动脉起始段内膜小斑块，右侧颈外动脉起始段小斑块。甘油三酯（TG）：1.91mmol/L，总胆固醇（CHOL）：5.3mmol/L，高密度脂蛋白（HDL）：1.05mmol/L，低密度脂蛋白胆固醇（LDL-CHOL）：3.78mmol/L，均在正常范围内。血流变测试结果提示：高黏滞综合征倾向。

中医诊断：眩晕。

证候诊断：痰浊中阻。

西医诊断：椎基底动脉供血不足。

治法：健脾化痰，升清降浊，定眩通络。

处方：半夏9g，白术10g，茯苓10g，泽泻10g，天麻15g，决明子12g，葛根12g，生龙骨（先煎）30g，生牡蛎（先煎）30g，川芎15g，藁本10g，蔓荆子10g，地龙10g。

3剂，日1剂，水煎服，分早晚2次温服。

［二诊］患者服用3剂后，症状明显缓解，头痛、恶心、呕吐症状消失，头可以转动，但多动时仍感头晕，耳鸣，睡眠尚差。去藁本、蔓荆子、地龙，加酸枣仁30g、夜交藤30g，再服用4剂。

［三诊］患者服药后症状明显缓解，头晕、耳鸣均减轻，睡眠良好。守方再进7剂，前后共服用14剂，诸症消失。

为巩固疗效，嘱患者服用原方1个疗程，即7剂。随访半年，未复发。

按语：嗜酒肥甘或饥饱劳倦，伤于脾胃，久之脾胃虚弱，健运失司，则水谷不能化生精微，聚湿生痰。痰湿中阻，痰阻又影响脾之运化，使脾气更虚，而痰湿又因而加重，两者相互影响。气虚则清阳不振，清气不升，清窍失养；痰阻则清阳不升，浊阴不降，上泛而蒙蔽清窍，两者交夹而致眩晕。正如《证治汇补·上窍门·眩晕》所述："中气不运，水停心下，心火畏水，不敢下行，扰乱于上，头目眩晕。"总之，眩晕虽与风、痰、瘀、虚有关，但临床多是由于脾虚生痰，痰湿中阻所致，其属本虚标实之证。故治疗必须标本兼治，既要益气健脾，又须祛湿除痰。益气健脾为治本，杜绝生痰之源，祛湿除痰为治标，同时又能解除脾之湿困，又利脾之运化。杨老师及其研究团队依据这一治法，自拟天麻晕宁方。方中半夏、天麻为主药，半夏有燥湿化痰，降逆止呕之功效，天麻有息风止眩之功效，《本草汇言》曰"天麻主头风，头晕虚旋"，因而，半夏配天麻可共奏息风化痰止眩之效。白术、茯苓、泽泻均有健脾除湿之功效，《用药心法》中记载"茯苓，淡能利窍，甘以助阳，除湿之圣药也"，湿除则痰无由以生，眩晕无由以作矣。且《外台秘要》曰"白术可以治忽头眩运，经久不差"，《日华子诸家本草》曰"泽泻有治五劳七伤，主头旋，耳虚鸣之功"，二者合用又为《金匮要略》中提到泽泻汤可治"心下有支饮，其人苦冒眩"之眩晕症。方中半夏与茯苓相伍，《本经逢原》云"半夏同苍术、茯苓治湿痰"，《药镜·拾遗赋》曰"仙鹤草可滚咽膈之痰，平翻胃之哕"与半夏相配可增强半夏化痰止呕之功效。葛根有升阳解肌之功效，而在《本草正义》中云"葛根，气味皆薄最能升发脾胃清阳之气"。方中半夏、白术、茯苓、泽泻共奏健脾除湿化痰之效，而葛根可引脾胃之气上腾，复其本位，上充清窍则眩晕可止。至于决明子、生龙骨、生牡蛎之配伍，功在镇惊安神，止眩晕。《素问·至真要大论篇》提到"诸风掉眩，皆属于肝"，足以说明眩晕之发作与肝风关系密切，且肝风易夹痰上犯，则眩晕作矣，故必需兼顾。本方配伍精当，标本兼顾，与痰浊中阻，清阳不升，浊阴不降，清窍蒙蔽之病机丝丝相扣，共奏健脾化痰、升清降浊、定眩通络之效，使脾胃健运，中焦气机畅利，升清降浊畅达，清气上充于脑，则眩晕止矣。现代药理学研究发现半夏的主要成分为生物碱，具有镇咳、祛痰作用。白术含有白术多糖氨基酸；泽泻含三萜类、甾醇、生物碱；茯苓含多糖类、三萜类；含有白术、茯苓、泽泻的复方可使尿中的钠、氯、钾和尿素的排泄量增加，因此具有利尿作用。天麻其水煎剂及天麻素可对抗咖啡因的兴奋作用。葛根含黄酮类、香豆素类，其中葛根素对脑血管的扩张作用明显于冠状血管，具有改善脑循环的作用。龙骨所含碳酸钙具有降低血管壁的通透性及抑制骨骼肌兴奋的作用。牡蛎所含的牡蛎多糖具有降血脂、抗凝血等作用，所含钙盐具有镇静消炎等作用。决明子其水浸液及醇浸液具有降压、利尿作用，可抑制血清胆固醇升高和动脉粥样硬化斑块的形成。仙鹤草所含仙鹤草素具有调整心率、降低血糖等作用。

【病案四】

苏某，女，48岁。初诊日期：2005年11月5日。

主诉：头晕3余年，再发2天。

现病史：3年前，患者在冬天因天气寒冷，且长时间伏案工作，感觉颈部疼痛不适，继而出现发作性头晕，伴右上肢麻木不适。近2日再发，患者目前头晕，伴恶心、呕吐，与颈部活动有关，且颈部活动受限，右上肢麻木，肢体活动尚可。

既往史：无。

过敏史：无。

体格检查：血压108/70mmHg，体型肥胖，自主体位，查体合作。心脏、肺部、腹部检查无明显异常。颈椎棘突压痛。神经系统体征检查无异常。舌淡暗，苔薄白略腻，脉弦细。

辅助检查：颈椎X线正侧位片检查示：颈椎骨质增生，颈椎曲度变直。经颅多普勒超声（TCD）示：椎基底动脉供血不足。

中医诊断：眩晕。

证候诊断：痰瘀内阻。

西医诊断：颈椎病（椎动脉型）。

治法：活血祛瘀，通窍升清。

处方：丹参30g，葛根20g，天麻9g，旋覆花（包煎）9g，红花9g，川芎12g，半夏12g，陈皮12g，石菖蒲12g，竹茹12g，当归15g，远志15g，茯苓15g，炙甘草6g。

3剂，日1剂，水煎服，分早晚2次温服。

[二诊]患者服药3剂，头晕减轻，无恶心、呕吐。上方去旋覆花、竹茹，加泽泻10g，再服5剂。

[三诊]患者服上方5剂后，症状基本消失，上肢麻木明显好转。守方再进7剂，前后共服用15剂，诸症消失。

为巩固疗效，嘱患者服用原方1个疗程，即7剂。随访半年，未复发。

按语：本案患者由于长期劳倦，用颈不当，导致气血耗伤，脉络失于濡养，血行艰涩，瘀阻脉络。气血不足，脾胃失养，难以升清降浊，日久痰浊滋生，中焦受阻。故用丹参、红花以活血化瘀。当归、川芎、远志以行气活血。加用半夏、陈皮、石菖蒲、竹茹以化痰、行气。全方共奏活血行气、化痰通络之功。

【病案五】

王某，男，72岁。初诊日期：2008年3月18日。

主诉：头晕、耳鸣10余年，加重，伴乏力半年。

现病史：10余年前，患者无明显诱因出现头晕、双耳间断性耳鸣、自觉腰膝酸软、神疲乏力等症状。曾于当地医院诊断为椎基底动脉供血不足，予以静脉滴注丹参注射液、葛根素注射液等药物治疗，上述症状有所缓解。近半年来，患者感觉头晕较之前加重，活动时常感觉头晕脚软，行需人扶，耳鸣健忘，双耳听力减退，记忆力减退，思维、计算、理解能力减退，腰膝酸软。继续静脉滴注上述药物1周，症状无改善，遂来就诊。

既往史：高血压病史10余年，最高血压达180/100mmHg（间断服用降压药物，具体不详，血压控制效果不佳）。冠心病、心肌缺血病史10余年。平素劳累后感到胸闷、气短不适，休息后可改善。

过敏史：无。

体格检查：血压160/90mmHg。自主体位，查体合作。心界向左下扩大，心率67次/分，律齐，各瓣膜听诊区未闻及病理性杂音。神经系统体征检查无异常。舌质淡红，脉象沉细。

辅助检查：头颅CT检查示：脑白质脱髓鞘改变，脑萎缩。经颅多普勒超声（TCD）示：双侧大脑前、中动脉血流速度增快，双侧椎动脉血流速度增快。

中医诊断：眩晕。

证候诊断：肾精不足。

西医诊断：椎基底动脉供血不足。

治法：补肾填精，充养脑髓。

处方：紫河车10g，熟地黄20g，党参10g，茯苓10g，麦冬10g，杜仲10g，牛膝10g，龟甲（先煎）10g。

3剂，日1剂，水煎服，分早晚2次温服。

［二诊］患者服用3剂后，上述症状有所缓解，活动时头晕减轻，耳鸣无改善，神疲乏力，食欲不振，形体消瘦，面色萎黄，大便溏泄，小便淋漓。故去党参，加人参10g、黄芪10g、薏苡仁10g、白术10g；3剂，日1剂，水煎服。

［三诊］患者服用3剂后，上述症状明显缓解，头晕、乏力明显改善，活动时感腰膝酸软，颈肩酸痛。故加山茱萸10g、山药10g、葛根10g，再服4剂。

［四诊］患者服药后，上述症状明显缓解，头晕减轻，腰膝酸

软改善，行走活动较之前灵活自如，耳鸣呈间断性发作，饮食及睡眠良好，守方再进7剂。前后共服用17剂，诸症消失。

为巩固疗效，嘱患者服用原方7剂。随访半年，未复发。

按语： 肾为先天之本，藏精生髓。本案患者年迈体衰，肾之精气不足，脾气不充，气血生化不旺，清窍失养而发头晕、目眩。足少阴肾经循足，肾精不足则脚软。腰为肾之府，肾虚则不能承载上身。《灵枢·海论》："髓海不足，则脑转耳鸣，胫酸眩冒，目无所见，懈怠安卧。"治宜补肾填精，充养脑髓。方中党参、茯苓、熟地黄、麦冬补益气血，滋肾养阴；杜仲、牛膝补肾益精，杜仲主补肝肾、强腰膝，《太平惠民和剂局方》中言杜仲为治肾虚腰痛脚软之要药；紫河车、龟甲填精补髓；共奏补益髓海之功，髓海充足，则脑转耳鸣自消。

脾肾亏虚，脾胃虚弱，则运化失职，湿自内生，气机不畅，故饮食不化，大便溏泄，小便淋漓。脾失健运，则气血生化不足，肢体失于濡养，故神疲乏力、形体消瘦、面色萎黄。故治宜补益脾胃。人参、黄芪大补元气，白术、薏苡仁健脾益气、渗湿利水、止泻，使气血生化之源得健。

脾肾亏虚，腰膝酸软、颈肩酸痛。加用山茱萸，其酸微温质润，性温而不燥，补而不峻，既能补肾益精，又能温肾助阳；既能补阴，又能补阳，为补益肝肾之要药。治疗肝肾阴虚、头晕目眩、腰酸耳鸣者，常与山药相配伍，补而兼固涩。葛根药性上行，能通阳解肌。

【病案六】

赵某，男，14岁。初诊日期：2003年11月13日。

主诉： 反复头晕、头昏1年，加重3天。

现病史： 患者于1年前因学习压力过大，经常出现头晕，头部隐痛不适，神疲乏力，纳差，失眠等症状。曾在诊所间断治疗，予以维生素B₁、维生素B₆、谷维素口服，并予静脉滴注丹参注射液、胞磷胆碱钠注射液以改善循环、营养神经等治疗，症状有所改善，但仍经常反复发作。3天前患者感到头晕，较之前加重，前来就诊。现症见头晕，伴见倦怠乏力，不思饮食，记忆力减退，睡眠差，大便稀软。

既往史：无。

过敏史：无。

体格检查：血压135/85mmHg。自主体位，查体合作。心脏、肺部、腹部无明显异常。神经系统体征检查无异常。舌淡，苔薄，脉虚缓。

辅助检查：血常规、X线颈椎检查无异常。经颅多普勒超声（TCD）示：双侧椎动脉血流速度增快。

中医诊断：眩晕。

证候诊断：脾气亏虚。

西医诊断：椎基底动脉供血不足。

治法：健脾益气，升清降浊，定眩。

处方：黄芪20g，党参15g，当归10g，白术10g，陈皮10g，焦麦芽10g，焦山楂10g，焦神曲10g，山药10g，薏苡仁10g，柴胡10g，升麻6g，葛根12g，甘草5g。

4剂，日1剂，水煎服，分早晚2次温服。

[二诊]患者服用4剂后，眩晕症状明显缓解，精神、食欲好转，睡眠质量提高，大便正常。去山药、薏苡仁、焦麦芽、焦山楂、焦神曲，再服7剂。

[三诊]患者服药后头晕症状基本消失，饮食、睡眠良好。守方再进7剂，前后共服用18剂，诸症消失。

为巩固疗效，嘱患者服用原方6剂。随访半年，未复发。

按语：《脾胃论》曰："饮食不节则胃病""形体劳倦则脾病"。脾胃为营卫气血生化之源，思虑劳倦伤脾，使脾胃虚弱，不能健运水谷，生化气血，气血生化之源不足；耗伤气血，气随血耗，气虚则清阳不升，血虚则肝失所养而虚风内动，气血不足则脑失所养而眩晕。气血不足，血行艰涩，脉络式样，虚瘀共存，影响气血运行，脑部供血不足而致眩晕。如《灵枢·口问》篇云："故上气不足，脑为之不满，耳为之苦鸣，头为之苦倾，目为之眩。"治以健脾益气，升清降浊定眩。方中重用黄芪，味甘微温，入脾肺经，补中益气，升阳固表。党参，味甘、平，归脾肺经。《本草正义》曰："力能补脾养胃，润肺生津，健运中气，本与人参不甚相远。其尤可贵者，则健脾运而不燥；滋胃阴而不湿；润肺而不犯寒凉；养血而不偏滋腻；鼓舞清阳，振动中气而无刚燥之弊。"配伍党参、白术、山药、薏苡仁、甘草补气健脾，与黄芪合用，以增强其补中益气之功效。《本草纲目》言："升麻引阳明清气上行，柴胡引少阳清气上行，此乃禀赋虚弱，元气虚馁，及劳役饥饱，生冷内伤，脾胃引经最要药也。"升麻、柴胡升阳举陷，配伍黄芪以补益元气，则升阳而不伤气，益气而不壅滞，功擅升阳益气，用于头晕目眩、清窍失聪者，最为合拍。陈皮理气和胃，使诸药补而不滞。佐以当归、葛根活血化瘀之品，气血双治，则效果更佳。焦麦芽、焦山楂、焦神曲健脾益胃，标本兼顾，消补并用。

【病案七】

男，78岁。2016年5月就诊。

主诉：头晕，走路不稳，纳差乏力，心烦、心悸2年，加重半年。

现病史：患者于2年前因情绪波动，出现头晕，行走不稳，视物浮动等症状，病情时轻时重，走路需人搀扶，曾反复住院治疗。检查诊断为脑梗死、颈动脉粥样硬化斑块形成，高血压、冠心病、颈椎病。近半年来，头晕较之前加重，多数时间卧床，并持续低流量吸氧，动则尤甚，且伴有烦躁、纳差、眠差。

体格检查：神志清楚，精神差，形体微胖，神疲倦怠，面色无华，表情焦虑，舌体胖大边有齿痕，舌质黯淡，苔白厚兼有舌尖部黄苔，左侧脉象细弦，右侧细滑。

中医诊断：眩晕。

证候诊断：痰热上扰。

处方：半夏9g，陈皮10g，茯苓10g，竹茹10g，枳实9g，黄连9g，天麻10g，当归10g，泽泻10g，仙鹤草10g，佛手10g，决明子10g，甘草6g。

6剂，日1剂，水煎服，分早晚2次温服。

[二诊] 患者服药6剂后，头晕有所减轻，但仍需要每天吸氧，舌淡稍暗，苔白，兼有少许黄苔，脉弦细滑。继用前方加莲子心10g；6剂，日1剂，水煎服，分早晚2次温服。

[三诊] 患者服上方6剂后，头晕明显改善，可自行下床活动，已3日未吸氧，烦躁症状也明显好转，舌淡稍暗，苔白稍厚，脉弦细滑。继用前方，黄连改为6g，加焦山楂10g；6剂，日1剂，水煎服，分早晚2次温服。

[四诊] 患者服上方6剂后，精神较之前明显好转，头晕症状基本消失，近几日可自行少量活动，无需借助他人，动则少许汗出，自由活动，大便1日2次，舌淡稍暗，脉弦细滑。仍用三诊方剂，去决明子，加蔓荆子10g、五味子10g；6剂，日1剂，水煎服，分早晚2次温服。

[五诊] 患者服上方6剂后，自诉感觉尚好。舌淡稍暗，较之前红淡，苔白，脉弦细滑。予以天麻晕宁胶囊，每次4粒，每日3次。

[六诊] 患者服药2个月后来诊，自述精神状态良好，无明显不适，可回归正常生活。

按语：患者病起于怒，怒则伤肝，肝木乘脾，气机上逆，上犯于颠，肝风内动，故行走不稳，肝开窍于目，目失所养则视物浮动，加之劳累，耗伤元气，年老体衰，积损正衰，脾虚失健，运化失常，痰浊内生，气机失调，郁滞中焦，病程较久，郁而化火，痰热内蕴，清阳升，浊阴不降，痰热上扰，清窍失养，故头晕，痰热阻遏于上焦，故烦躁、睡眠差，痰热中阻故纳差，《丹溪心法·头眩》"头眩，痰夹气虚并火，治痰为主，挟补气药及降火药。无痰则不作眩，痰因火动，又有湿痰者，有火痰者"。纵观舌苔脉象，本证属本虚标实，以脾虚痰湿阻遏中焦为其本，肝郁化火上扰清窍为其标，故治以清热燥湿、理气化痰兼以补虚定眩为法。选用黄连温胆汤为主方，苦降辛通，具有疏理气机、清热化湿、健脾化痰的功效。半夏与黄连配伍，源于半夏泻心汤，有辛开苦降之妙，一辛一苦，一热一寒，一阴一阳，互相制约，相辅相成，使得方药增添了升降有序、和解中焦的作用。半夏、天麻配伍，祛湿化痰、止眩之效佳。竹茹、黄连伍用，以清热化痰、降心火除烦、利胆和胃止呕。当归、泽泻伍用以活血养血、加强利水渗湿之力，治生痰之本。枳实理气化痰，使气顺则痰自消。仙鹤草药性平和，具有补虚、升清阳之效。佛手具有舒肝、理气、和胃之功效，可以调畅气机。决明子清热泻火，清肝明目，具有降浊阴之效。纵观全方，补而不滞，通而不峻，标本兼顾，配伍精妙。以眩晕病之病机演变为主，从清热化痰着手，以调畅气机为根本，以健脾化湿为核心，头晕自去，心烦、心悸、乏力诸症自消。

第四节　失眠

一、疾病认识

　　杨秀清教授在对失眠（不寐）的治疗方面积累了丰富的临床经验，疗效显著。现将其诊疗经验简要介绍如下。

（一）病因病机

杨秀清老师认为肝、心功能的失调是失眠发病之关键因素。肝，体阴而用阳，喜条达，主升，主动，肝火扰心为失眠之常见证型；心，主血脉，藏神，以阳气为用，心神被扰或心神失养也是失眠之常见证型。在肝、心两脏腑中尤以肝为重，在临床运用时须详辨肝之虚实。

一为肝之实火，如肝气郁结或暴怒郁怒，伤肝化火，"阳气烦劳则张"，工作繁忙，社会竞争激烈，加之嗜烟酒、辛辣、肥甘，从而化火，致肝火渐旺，肝经郁热，上扰心神，而发失眠。其临床表现常为心烦，不寐，多梦，甚至彻夜不眠，急躁易怒，伴头晕头胀、目赤耳鸣、口干口苦、不思饮食、便秘溲赤，舌红，苔黄，脉弦数或弦滑。夹杂痰饮食滞者，可见胸闷脘痞、泛恶嗳气。

二为肝之虚火，"年四十，而阴气自半也"。中老年人肝肾之阴常不足，水不涵木，虚热内生，导致水不能上济于心，水火不能相交而导致失眠。其临床表现多为心烦不寐，入睡困难，心悸多梦，伴头晕耳鸣、腰膝酸软、五心烦热、咽干，舌红，少苔，脉细数。因此，杨秀清老师在临床上辨证采用清肝泻火、镇心安神或滋补肝肾、宁心安神之法治疗失眠，可使肝火得宁或肝阴得补，心神得养，诸症得消。

（二）辨证论治

此外，杨秀清主任医师经长期临床观察认为失眠存在很多兼证。因此，治疗还应结合兼证进行灵活辨证，在温胆汤的基础上适当配合其他方剂与药物，方能取得更加理想的效果。常见的兼证及治疗方剂如下。

（1）兼肝郁化火　症见心烦不能入睡，烦躁易怒，胸闷胁痛，头痛面红，目赤口苦，便秘尿黄，舌红，苔黄，脉弦数。治以清热化痰，疏肝泻火。

选方：温胆汤合龙胆泻肝汤化裁。药用半夏、陈皮、茯苓、枳实、竹茹、栀子、龙胆草、黄芩、柴胡、车前子、泽泻、甘草等。

（2）兼心脾两虚　症见难以入寐，乱梦纷纭，神疲乏力，面色无华，口淡无味，舌淡，苔薄白，脉细数。治以清热化痰，健脾养心。

选方：温胆汤合归脾汤化裁。药用半夏、陈皮、茯苓、白术、党参、黄芪、当归、远志、砂仁、白扁豆、甘草等。

（3）兼心肾阴虚　症见心烦不寐或时寐时醒，手足心热，头晕耳鸣，心悸，健忘，颧红潮热，口干少津，舌红，少苔，脉细数。治以清化痰热，滋阴降火。

选方：温胆汤合天王补心丹化裁。药用柏子仁、当归、枳实、竹茹、天冬、麦冬、生地黄、五味子、丹参、半夏、茯苓、甘草等。

（4）兼心胆气虚　症见夜梦多，易惊醒，心悸胆怯，舌淡，苔薄，脉弦细。治以清热化痰，益气镇惊。

选方：温胆汤合酸枣仁汤化裁。药用酸枣仁、知母、川芎、半夏、陈皮、茯苓、枳实、竹茹、甘草等。

此外，杨老师常常在上述治法的基础上，加用炒酸枣仁、合欢皮、夜交藤、生龙骨、生牡蛎、远志、龙眼肉、五味子等安神之品。并且，由于失眠患者多伴有抑郁症状，故在治疗时还应当配伍一些疏肝解郁的药物，如，柴胡、木香、香附、枳壳等。

失眠在临床上相当复杂，寒、热、虚、实相互混杂。因此，对失眠的辨证存在一定的困难。但是，若我们能将辨病与辨证相结合，牢牢抓住痰热内阻这个关键病机，治疗时灵活运用温胆汤进行加减化裁，则会取得事半功倍的效果。

（三）从体质入手简化失眠证型

失眠是一个缓慢发展的病理过程，失眠的病机复杂，病情顽固，证型众多，临床症状变化也较多，并且多是复合证型。随着病情演变及药物干预治疗，症状不断变化，证型也不断变化，使得临床分型意见不一。过多的分型使其在临床治疗上难以把握，使辨证论治的适用性降低，且不利于临床交流。如何简化失眠证型，便于临床治疗，是目前的首要问题。

相对证型而言，体质更稳定也更简化，各种易变的证型相当于一个点或片段，而相对稳定的体质却贯穿始终。体质因素决定着疾病的发生、证候的转归和疾病的预后。因此，以中医体质理论为主导，探讨失眠与体质类型的相关性，对于分析失眠病机，判断病变的性质和发展趋向，从而指导失眠的辨证治疗具有十分重要的意义。西医对失眠的治疗以给予催眠药物为主要措施，而中医目前的辨证治疗虽然能体现其个体化治疗，但是长期治疗的适用性和患者的依从性较差，如能针对失眠患者的偏颇体质进行长期调整，则更能体现其治求本和整体治疗的原则。

对失眠而言，不仅要掌握它的普遍规律，更要从中寻求相同体质类型人群发病、传变和转归的特殊规律。这一点对临床治疗有很重要的指导作用，如《金匮要略·血痹虚劳病脉证并治》中的酸枣仁汤，是张仲景治疗阴虚体质失眠患者的代表方。

二、经典验案

杨老师认为临床中治疗失眠时不可一味使用重镇安神、养心安神的药物，对失眠的治疗仍以辨证论治为主，应本着同病异治及治病求本的原则，具体问题，具体分析。现将临诊时的典型病案报道如下。

【病案一】

张某某，女，54岁。初诊日期：2012年9月30日。

主诉：夜间休息差、心烦2年，加重3个月。

现病史：患者于2年前，无明显诱因出现夜间休息差、心烦的症状，未予重视。患者于1年前曾间断服用脑心舒颗粒、养血清脑颗粒、地西泮片等药物，效果不明显，上述症状时好时坏。患者于3个月前，上述症状较之前加重，每晚睡眠仅3~4个小时，晨起后，感到头昏、心烦、食纳差、泛酸，不伴有气短、胸痛、腹痛，小便调，大便稀，日行1~2次。

过敏史：无。

既往史：无。

体格检查：血压130/70mmHg。神志清醒，精神差，体胖。心率68次/分，律尚齐，心音有力，各瓣膜区未闻及病理性杂音。腹平坦，腹软，无压痛、反跳痛，肝、脾肋下未触及。神志清醒，言语流利，四肢肌力正常，四肢末梢皮肤温度高，出汗较多。舌质淡红，苔白，脉弦滑。

辅助检查：电解质检查示：钠145mmol/L，钾3.53mmol/L，钙1.13mmol/L。心电图检查示：大致正常。

西医诊断：睡眠障碍。

中医诊断：不寐。

证候诊断：痰热内扰。

治法：清热化痰，和中安神。

处方：温胆汤加减。

组成：半夏9g，陈皮10g，茯神10g，枳实6g，黄连6g，竹茹20g，远志9g，炒酸枣仁20g，合欢花15g，麦冬10g，生龙骨（先煎）15g，生牡蛎（先煎）15g，五味子10g，佛手10g。

6剂，日1剂，水煎至400ml，早晚分服。

［二诊］患者服上方6剂后，精神好转，但夜间休息仍差，多

梦，查舌质淡红，苔薄黄，脉沉细弦。前方加当归10g、夜交藤15g；6剂，日1剂，水煎至400ml，早晚分服。

[三诊] 患者服上方6剂后，每晚可睡5~6个小时，精神好转，纳食一般，舌脉同前，按上方去川芎，加炒麦芽9g。三诊后诸症均减，精神好转，纳食增加，共服18剂。随访6个月，患者每晚可睡眠6~7个小时，未曾复发。

按语：此患者平素喜食肉食，饮食不调，加之体胖易使水湿化生痰邪，日久郁痰生热，扰动心神，故失眠。《医宗必读·不得卧》将失眠病因概括为"一曰气虚，一曰阴虚，一曰痰滞，一曰水停，一曰胃不和"，痰滞是原因之一。针对该病痰热内阻的病机，临床上以温胆汤为主方进行治疗，屡获奇效。温胆汤原载于《备急千金要方》，系唐代孙思邈所创。名温胆者，罗东逸谓："和即温也，温之者，实凉之也。"其治疗病机也正是痰热内阻。方中半夏、陈皮、茯神、枳实健脾化痰，理气和胃；佛手理气化痰；黄连、竹茹清心降火化痰；远志、炒酸枣仁祛痰、补心、安神；麦冬、五味子滋阴降火；合欢花、生龙骨、生牡蛎安神除烦。同时，现代药理研究也表明温胆汤可以改善脑供血，在中医脑病临床应用中有着广泛的用途。

【病案二】

董某某，女，34岁。初诊日期：2012年11月7日。

主诉：夜间休息差，反复2个月，加重3天。

现病史：患者于2个月前行急性阑尾炎手术。术后，患者常感觉胸闷、心慌、气短，全身困乏无力，少气懒言，口渴，尿少。家人担心其身体太过虚弱，随即用人参给患者炖汤。患者服后便感心烦失眠，夜间休息差，昼夜翻来覆去，不能成寐或睡后多梦易惊醒。常每晚只能睡眠3个小时左右，晨起头昏重，精神不振，伴心烦、大便秘结，口渴甚，且易发脾气，常因为无端小事发怒，不能自制。曾间断服用"安神补脑液"、"太太口服液"等药物，效果不明显，上述症状时好时坏。3天前，患者与丈夫发生口角后，突然大哭不止，神志恍惚，心烦不能控制，不思饮食。察其舌脉，舌质红，苔少，脉细数。为求中医综合调理治疗而来就诊。现症见神志恍惚，心烦，语声低弱，全身乏力，眼干，不欲食，食后腹胀，小便短黄，大便3至4日1次，便干结。

过敏史：无。

既往史：3年前曾患心肌炎。幼时曾患大叶性肺炎。

体格检查：体温36.5℃，呼吸20次/分，脉搏50次/分，血压110/70mmHg。神志清，精神差，神情疲惫，体瘦，双目活动灵活自如，但目无神，无巩膜黄染。心率50次/分，律尚齐，心音有力，各瓣膜区未闻及病理性杂音。双肺呼吸音清，未闻及病理性呼吸音。腹平坦，腹软，无压痛、反跳痛，肝、脾肋下未触及；四肢肌力正常，四肢末梢皮肤温度高，泌汗少。舌质红，苔少，脉细数。

辅助检查：心电图检查示：窦性心动过缓。

西医诊断：睡眠障碍。

中医诊断：不寐。

证候诊断：肝肾阴虚，心神失养。

治法：滋补肝肾，养心安神。

处方：黄连阿胶汤加味。

组成：黄芩10g，黄连10g，白芍20g，阿胶10g，连翘15g，莲子心10g，生地黄15g，熟地黄15g，女贞子15g，旱莲草15g，夜交藤30g，白沙参10g，麦冬10g，大枣10枚，甘草6g。

6剂，日1剂，水煎至400ml，早晚分服。

［二诊］患者服药6剂后，夜晚稍能入睡，晨起精神好转，但夜间休息仍差，不欲食，大便仍不解。前方去连翘，加当归10g、炒酸枣仁15g、火麻仁30g、合欢花10g、远志15g。3剂，日1剂，

水煎至400ml，早晚分服。

[三诊] 患者服上方3剂后，每晚可睡5~6个小时，精神好转，纳食可，大便1日1次。但精神仍不振，则按原方加黄精15g、黄芪15g，再服3剂。

[四诊] 服上方3剂后，患者诸症均减，精神好转，纳食增加。共服12剂，随访6个月，患者每晚可睡眠6~7个小时，失眠症状未再复发。

按语：患者因术后失血，阴血亏虚不能濡养心脉，则胸闷、心慌、气短、全身困乏无力、少气懒言，阴液不足，则口干、小便少。患者平时体质虚弱，虚不受补，不当使用补药则耗伤本已亏虚之阴气，导致心火游离，心神失养，则出现神志恍惚，心烦不能控制的症状。阴虚阳亢则舌质红，苔少，脉细数。失眠在《黄帝内经》中称为"不得卧""目不瞑"，是经常不能获得正常睡眠为特征的一类病证。《灵枢·营卫生会》曰："黄帝曰，老人之不夜瞑者，何气使然？少壮之人，不昼瞑者，何气使然？岐伯答，壮者之气血盛，其肌肉滑，气道通，营卫之行，不失其常，故昼精而夜瞑，老者之气血衰，其肌肉枯，气道涩，五脏之气相搏，其营气衰少，而卫气内伐，故昼不精，夜不瞑。"道出了阴阳不通、阴阳不交是失眠的根本病机。《太平圣惠方》言"五脏虚邪之气干淫于心"，强调心疾在失眠病中的地位。《辨证录》："人有昼夜不能寐，心甚躁烦，此心肾不交也，盖日不能寐者，乃肾不交于心；夜不能寐者，乃心不交于肾，今日夜俱不寐，乃心肾两不相交耳。"《景岳全书·不寐》指出"盖寐本乎阴，神其主也"，神安则寐，神不安则不寐。所以，失眠与心神有很密切的联系。本案中患者因素体本虚，加之阑尾炎手术后失血，致患者气阴两虚，故患者出现胸闷、心慌、气短、全身困乏无力、少气懒言、口渴、尿少的症状。患者家属予其服用人参，此药性微温，归肺、脾、心经，主要功效为大补元气，临床上常用来治疗元气大伤之人，为拯危救脱之要药，用于大汗、大泻、大失血或大病、久病所致的元气极度欲脱，气短神疲，脉微欲绝的危重证候。患者素体本虚，虚不受补，反而耗伤阴液，致心火妄动，扰乱甚至出现神志恍惚、心烦、大哭不止等阴虚阳亢的表现。遵循《黄帝内经》中谈到的治法"补其不足，泻其有余，调其虚实"，故应滋补肝肾、养心安神。以黄连阿胶汤加味治疗。

黄连阿胶汤首见于《伤寒论》："少阴病，得之二三日以上，心中烦，不得卧，黄连阿胶汤主之。"此条文是论述少阴热化证，其病机在于少阴病肾阴不足，心火亢盛，阴虚阳扰，心肾不交，导致失眠。肾主水，内寓元阴元阳，若肾阴亏虚，阴虚生内热，而邪从热化，可出现一派里虚热证，同时，肾阴不足，肾水不能上济于心，则心火亢盛、火扰心神，从而出现心中烦躁、不得安卧之病症。足少阴肾、手少阴心，一水一火，相互制约、相互资助，即所谓"心肾相交，水火即济"，以保持正常生理功能。故用黄连苦寒入心经以直折君火，黄芩苦寒入肝胆以清相火，二者合用有相辅相成之妙。白芍酸寒柔肝养血。阿胶滋助心肾之阴，如此使水升火降。心肾交则心烦不得卧诸症自除。此仲景先师制本方之妙义出也。中医认为心主血脉，心藏神。《素问·灵兰秘典论篇》云："心者，君主之官也，神明出焉。"素体虚弱，化源不足，心神失养，神不内藏，久而耗伤肾阴，阴伤不能上奉，水火不济，神明受扰，心主不明，不能交通心肾，而致不寐。辨证从整体观出发，选用黄连阿胶汤加味化裁，意在调理脏腑气血阴阳，滋养肾阴以降独炽心火，心肾相交，水火相济，不寐自愈。在单味药物使用中，杨老师擅用黄连治疗失眠，因黄连味苦、性寒，入手少阴、手阳明和足少阳、足厥阴、足阳明、足太阴六经，擅泻各经之实火，配合养阴药物又泻虚火，因此在实证和虚证中均可应用黄连，黄连既能泻热又能除烦，使热消而心神宁、寐安。现代中药药理学研究也证实，黄连的有效成分四氢小檗碱具有一定的镇静、镇痛及肌肉松弛作用。本案患者出现大哭不止，此乃心神失养所致的脏躁，故用甘麦大枣汤配合加减治疗。配合远志，合欢花以解郁，镇心安神；火麻仁润肠通便，白沙参、麦冬补气养阴；旱莲草、女贞子滋阴清热，凉血；诸药合用，则药到病除。黄连阿胶汤对于阴虚火旺型失眠患者有显著疗效，能够改善患者症状，提高患者的生活质量，值得临床推广应用。

【病案三】

刘某某，男，47岁。初诊日期：2013年3月21日。

主诉：夜间休息差1年，加重1周。

现病史：患者于1年前因生意失败导致失眠，经中西医治疗后病情时轻时重，近1周又因家庭变故导致失眠加重。症见时寐时醒，入睡困难，每晚睡眠2~3个小时，伴见头晕头胀、急躁易怒、不思饮食、口渴喜饮、目赤口苦、小便黄赤、大便秘结，舌红，苔黄，脉弦而数。

过敏史：无。

既往史：平素体健，性情急躁。

体格检查：血压130/70mmHg。神志清，精神差，神情疲惫，体瘦。心率68次/分，律尚齐，心音有力，各瓣膜区未闻及病理性杂音，A2>P2。腹平坦，腹软，无压痛、反跳痛，肝、脾肋下未触及。言语流利，四肢肌力正常，四肢末梢皮肤温度正常。舌红，苔黄，脉弦而数。

辅助检查：电解质检查示：钾3.53mmol/L、钙1.13mmol/L。心电图检查示：大致正常。

西医诊断：睡眠障碍。

中医诊断：不寐。

证候诊断：肝火上炎，心神被扰。

治法：镇肝降火，宁心安神。

处方：龙胆泻肝汤加味。

组成：黄连10g，柴胡10g，栀子6g，龙胆草12g，黄芩9g，生地黄9g，半夏6g，白芍9g，生龙骨（先煎）12g，生牡蛎（先煎）12g，磁石（先煎）20g，合欢花15g，夜交藤20g，甘草6g。

7剂，日1剂，水煎至400ml，早晚分服。

[二诊]患者服上方7剂后，睡眠质量较之前明显好转，每晚可睡眠5~6个小时，多梦之症已消失，亦思饮食。仍感到头晕头胀、口苦，舌质暗红、苔薄黄，脉弦。药已获效，治法不变，在前方基础上加天麻20g、川芎10g、葛根10g；15剂，日1剂，水煎至400ml，早晚分服。后随访，诸症消失。

按语：正如《灵枢·大惑论》所云："卫气不得入于阴，常留于阳。留于阳则阳气满，阳气满则阳跷盛；不得入于阴则阴气虚，故目不瞑矣。"《灵枢·邪客》指出："今厥气客于五脏六腑，则卫气独行于外，行于阳，不得入于阴。行于阳则阳气盛，阳气盛则阳跷陷，不得入于阴，阴虚，故不瞑。"可见，阴阳失和是失眠的关键所在。其病源于脑，而表现于肝，多因情志而诱发，肝主情志，条达气机，开窍于目，通于脑，五脏皆有不寐，总以肝为主。《灵枢·本神》："肝藏血，血舍魂，卧则血归于肝而魂归其宅。"《普济本事方》："平人肝不受邪，故卧则魂归于肝，神静而得寐，今肝有邪，魂不得归，是以卧则魂扬若离体也。"心主神明，神安则寐，心神被扰，则生不寐。现代社会随着人们生活节奏的加快，生活及工作压力的日益增加，越来越多的失眠患者表现为肝火扰心型，症见失眠多梦、急躁易怒、头晕头胀、目赤耳鸣、口干口苦、便干溲赤、舌红、苔黄、脉弦数等。

本案患者因生意失败，情志不舒致使肝气郁结，肝郁化火，邪火上扰心神导致失眠，并伴有头晕头胀、急躁易怒、不思饮食、口渴喜饮、目赤口苦、小便黄赤、大便秘结、舌红、苔黄、脉弦而数。患者平时性情急躁，此时又遇情志不遂，致使肝气郁结于内，久而化火，火热上炎，扰及心神，故失眠。肝火上炎，扰及清窍故见头晕头胀。肝失疏泄，肝气乘脾致使水谷不运，不思饮食。火性炎热，耗伤津液，故口渴喜饮。肝火上犯头窍则目赤口苦，下及二阴则小便黄赤，大便秘结。肝火上炎则舌质红，苔黄，脉弦数。

本案患者年过四旬，肝气郁结，肝郁化火，加之情志不遂伤肝，邪火上扰心神。心主神明，神安则寐，心神被扰，则生不寐。根据患者肝火上炎，心神被扰的病机，临床上多选用龙胆泻肝汤以清肝泻火、镇心安神。龙胆泻肝汤之名，最早见于《兰室秘藏》，对于肝胆湿热、湿火一类病证疗效甚佳，属常用的古代名方。龙胆泻肝汤中龙胆草大苦大寒，既能泻肝胆实火，又能利肝经湿热，泻火除湿，两擅其功，切中病机，为君药。黄芩、炒栀子苦寒泻火、燥湿清热，加强君药泻火除湿之力，为臣药。半夏配伍黄连，辛开苦降，防止痰热内结，畅通气机。肝乃藏血之脏，若为实火所伤，阴血亦随之消耗，且方中诸药以苦寒伤阴之品居多，故用生地黄、白芍养血滋阴柔肝，使邪去而阴血不伤。肝体阴用阳，性喜疏泄条达而恶抑郁，火邪内郁，肝胆之气不舒，用大剂苦寒降泄之品，既恐肝胆之气被抑，又虑折伤肝主升发之机，故又用柴胡疏肝胆之气，并能引诸药归于肝胆之经。生龙骨、生牡蛎、磁石镇心安神；合欢花、夜交藤宁心安神，共奏宁神安眠之效；甘草调和诸药，护胃安中；诸药合用，使肝火得清，肝气得舒，阴液得滋，魂藏于肝，神安于心，则寐得以宁。龙胆泻肝汤疏肝泻热，佐以安神之功效，相关研究结果表明，本方用于治疗肝火上炎型及痰火扰心型失眠，效果卓著，能很好地改善症状，减轻患者痛苦，提升其生活质量，且无明显不良反应或药物依赖。

【病案四】

康某某，女，63岁。初诊日期：2012年6月28日。

主诉：夜间休息差、心悸1年，易乏力2个月。

现病史：患者1年来间断性夜间休息差，睡眠中易惊醒，日常遇事易受惊吓，每晚睡眠时间3~5个小时，心悸不适。患者曾就诊于诊所，服用褪黑素，初有效，但近期效果渐差；又经间断服用艾司唑仑，效果一般。患者于2个月前，每晚睡眠仅2~3个小时，睡眠中易醒，加大口服药量，但白天起床后仍感到疲倦、乏力、自汗、心烦，稍活动即气短。小便频，大便时稀时干。

过敏史：无。

既往史：高血压病史2年，最高血压150/100mmHg（长期服用降压药，监测血压基本正常）。慢性胃炎、胆囊炎病史7~8年。

体格检查：血压140/80mmHg。神志清，精神差，体型瘦。心率72次/分，律齐，心音遥远，各瓣膜区未闻及病理性杂音。腹平坦，腹软，无压痛、反跳痛，肝、脾肋下未触及。神志清，言语流利，四肢肌力正常。舌质淡，少苔，脉弦细。

辅助检查：电解质检查示：钠139.8mmol/L，钾4.35mmol/L，钙1.16mmol/L。心电图检查示：T波改变。经颅多普勒超声（TCD）示：双侧大脑前动脉血流速度升高。随机血糖检测示：5.50mmol/L。血常规检查与肾功能检查均正常。

西医诊断：睡眠障碍。

中医诊断：不寐。

证候诊断：心胆气虚。

治法：益气镇惊，安神定志。

处方：酸枣仁汤加减。

组成：人参10g，茯苓10g，白芍10g，酸枣仁10g，黄芪15g，柴胡15g，茯神10g，当归10g，山药10g，白术10g，生龙骨（先煎）15g，生牡蛎（先煎）15g，远志10g，石菖蒲10g，陈皮10g，甘草6g。

6剂，水煎至400ml，日1剂，早晚分服。

［二诊］患者服上方6剂后，精神好转，夜间睡眠时间延长至4~5个小时，睡眠质量改善，心烦、咽干不适的症状减轻，但仍感觉头昏、耳鸣、腰膝酸软，查舌质红，苔薄，脉细。前方加远志10g、枸杞10g、生地黄10g，6剂，日1剂，水煎至400ml，早晚分服。

［三诊］患者服上方6剂后，每晚可睡眠4~6个小时，头昏、耳鸣、腰膝酸软的症状减轻，舌脉同前，按上方去生地黄。

［四诊］患者服药后，头昏、耳鸣、腰膝酸软的症状明显减轻，心烦、咽干的症状消失，精神好转。共服18剂，随访6个月，患者每晚睡眠6~7个小时，未再复发。

按语：《素问·调经论篇》云："心藏神。"《素问·灵兰秘典论篇》云："心者，君主之官也，神明出焉。"说明心为人体生命活动的中心，主导思维活动。在正常情况下，心的气血旺盛，则精神充沛、思维敏捷，若心有病变时，则可导致神志异常，而致失眠，同时也可引起其他脏腑功能活动的紊乱。患者年过六旬，长期患病，遇事易惊吓、易忧虑、疑虑多，导致心虚胆怯、胆失谋略、决断，神魂不安，夜不能寐。综观病史、症状、舌脉等，经辨证此患者系虚证，病机属心胆气虚，治以益气镇惊、安神定志为法；选用酸枣仁汤加减组方，使心神得以潜藏，故诸症得解。方中人参、黄芪、茯苓、甘草补益心胆之气，酸枣仁养心安神，茯神、远志、石菖蒲化痰宁心、镇静安神，柴胡、陈皮、山药、白术疏肝健脾，生龙骨、生牡蛎重镇安神。

【病案五】

张某某，女，47岁。初诊日期：2013年9月21日。

主诉：夜间休息差，反复3个月，加重5天。

现病史：患者于3个月前，因工作问题出现情绪低落、心烦、失眠多梦、月经紊乱等症状。曾以更年期综合征治疗，但效果不佳。失眠逐渐加重，每晚最多能睡2~3个小时，入睡亦睡梦连连，梦中易醒，每晚只要卧床就感觉心烦不适，周身烦热，逐渐发展至彻夜不眠。患者曾服用地西泮片等药物无效，近5天来，患者整夜不眠，伴食欲减退、困倦、疲乏、记忆力减退等症状，已严重影响工作与生活。遂来就诊。

既往史：胆结石手术史3年；高血压史2年，最高血压170/90mmHg；心律失常病史1年。

体格检查：体温36.7℃，呼吸18次/分，脉搏65次/分，血压140/80mmHg。神志清醒，精神疲惫，颜面微肿。心率65次/分，律不齐，心音有力，可闻及早搏5次/分，各瓣膜区未闻及病理性杂音，A2>P2。呼吸音清，无病理性呼吸音。腹平坦，腹软，无压痛、反跳痛，肝、脾肋下未触及；四肢活动自如。舌质淡红，苔薄白，脉弦细。

辅助检查：心电图检查示：频发室上性早搏。

四诊合参：本病当属中医学"不寐"的范畴，证属心肾不交。患者因工作问题，致情志郁结，耗伤心气，郁久化热，灼伤肾阴，肾阳不能上滋心火，心火不能下温肾水，虚热上扰心神则心烦失眠。心肾阴虚，虚热内蒸，则身热、汗出。心肾不交，则舌质淡红，苔薄白，脉弦细。

西医诊断：失眠。

中医诊断：不寐。

证候诊断：心肾不交。

治法：交通心肾，引火归原，宁神定志。

处方：归脾汤加味。

组成：黄连12g，肉桂12g，茯苓10g，酸枣仁15g，远志10g，龙骨（先煎）15g，牡蛎（先煎）15g，夜交藤15g。

6剂，日1剂，水煎至400ml，早晚分服。

［二诊］患者服药6剂后，已能安然入睡，每晚可睡眠6~7个小时。随后继服原方2个月以巩固疗效。随诊半年，未复发。

按语：失眠是神经官能症的主要症状，一般认为失眠是由于大脑神经功能失调，兴奋和抑制失去平衡，大脑皮层处于兴奋状态的缘故。做梦也是大脑神经活动的现象，是一种复杂的、陈旧的刺激所引起的兴奋。中医学认为失眠的病因有很多，多从心、肝、脾、肾分析，如心脾血亏、阴亏火旺、心肾不交、胃中不和、痰湿扰心等都可引起失眠。心肾不交是失眠在临床上比较常见的病因之一。所谓心肾不交，是指由于"心"与"肾"在功能上的关联失去了应有的"互相为用"的作用，主要是阴阳、水火升降失调。在正常情况下，心肾有上下相交、阴阳互济的关系，即心阳下降助肾阳以蒸腾肾阴，肾阴上济助心阴以抑制心阳，阴阳上下形成矛盾的统一，维持正常生理活动，称为"心肾相交"。历代医家将心和肾看作人体两个重要的生命根源，心肾代表了水火，水火代表了阴阳。失眠多由于心火上亢，而心火上亢可因肾水不足，不能上济于心，也可因肾阳衰弱所致。前者属于阴虚阳亢，后者属于火不归原，二者虽有不同，但都属于"心肾不交"。其具体症状表现为一系列与神经衰弱有关的证候群，如头晕、耳鸣、失眠、健忘、心悸、腰疼、遗精、盗汗等，舌脉所见也为虚热之象。《景岳全书·不寐》所言："真阴精血不足，阴阳不交，而神有不安其室耳？"心位居于上属阳，其性属火；肾位居于下，肾精属阴，其性属水。心火必须下降于肾，使肾水不寒，肾水亦须上济于心，使心阳不亢，即"水火既济""心肾相交"，依此，睡眠才能正常。清末民初著名医家陈良夫对此论述为："心主一身之火，肾主一身之水，心与肾为对待之脏。心火欲其下降，肾水欲其上升，斯痞寐如常矣。"《古今医统》的"肾水不足，真阴不升而心阳独亢，亦不得眠"，是对失眠（心肾不交型）的最早记载。而清代医家陈士铎在《辨证录》中言："人有昼夜不能寐，心甚烦躁，此心肾不交也……夫心肾之所以不交者，心过于热，而肾过于寒也。"

交泰丸组方源自明代医家韩懋的《韩氏医通》，至清代医家王士雄的《四科简效方》始见交泰丸之名，它是治疗心肾不交的著名方剂。方中虽仅黄连、肉桂两味，但药简、功专、效卓，方中蕴涵了深刻的辨证哲理。黄连、肉桂，一寒一热，一清一补，切中阴损及阳，虚实夹杂，寒热交错的证候特点。黄连苦寒以清心火，可防肉桂燥热伤阴之弊。肉桂辛热以温肾阳，一则引火归原，使心火得降，肾阳得复；二则能除黄连寒遏凝滞之弊；三则能温通血脉，解气滞血凝；四则与黄连配合有阴阳相佐，寒热并用，去性取用之妙义。共奏水火既济，心肾相交之功，使"阴平阳秘，精神乃至"，所以为历代医家所推崇。酸枣仁，为安神之要药，能养心阴，益肝血而宁心安神，还有一定的敛汗作用。茯苓宁心安神，健脾补中。龙骨、牡蛎有定惊安神之效。夜交藤养血安神。远志安神益智。诸药配伍，共同起到调整阴阳、安神定志、宁心安眠之作用。交泰丸在临床应用时也可按辨证施治加减运用。如伴急躁易怒、目赤口干者加栀子、柴胡、香附；伴头沉重、痰多胸闷、心烦口苦、恶食嗳气者加竹茹、清半夏、莱菔子；伴头晕健忘、五心烦热者加知柏地黄丸；伴神疲无力，面色无华者加白术、黄芪、党参；伴胆怯易惊、心悸气短者加人参、龙齿、川芎、竹茹等。

【病案六】

何某某，女，38岁。初诊日期：2013年6月28日。

主诉：夜间休息差，反复半年，加重7天。

现病史：患者平素工作繁忙，压力较大，思虑较多，睡眠质量渐差，入睡困难，易醒，伴头晕目眩，心悸，每晚仅睡3~4个小时，多次就医，疗效不佳。近半年工作量骤然加重，事务繁多，每日至深夜方可结束工作，自觉身体虚弱。患者近1周来失眠症状加重，心神不安，甚至彻夜难眠，或多梦易醒，醒后甚觉疲倦，夜间睡眠不足2个小时。患者自诉近期头晕，心悸加重，食欲日渐不振，求诊于当地诊所，头晕、心慌之症似有好转，睡眠仍未改善，二便尚可，月经色淡、质稀、量少。

既往史：阑尾炎手术史3年。

体格检查：体温36.6℃，呼吸21次/分，脉搏49次/分，血压120/80mmHg。神志清醒，精神疲惫，颜面微肿，心率49次/分，律尚齐，心音有力，各瓣膜区未闻及病理性杂音，A2>P2。呼吸音清，无病理性呼吸音。腹平坦，腹软，无压痛、反跳痛，肝、脾肋下未触及，四肢活动自如，舌淡，苔薄白，脉虚大微数。

辅助检查：心电图检查示：窦性心动过缓。

四诊合参：本病当属于中医学"不寐"的范畴，证属心脾两虚型。患者因长期劳伤心脾，气血不足不能濡养心脉，则感胸闷、心慌、气短、全身困乏无力、少气懒言。气血不能上充于脑，则神志不安，头晕。气血虚少，则月经量少色淡。心脾两虚则舌淡，苔薄白，脉虚大微数。

西医诊断：失眠。

中医诊断：不寐。

证候诊断：心脾两虚。

治法：补益心脾，养血安神。

处方：归脾汤加减。

组成：党参15g，白术10g，黄芪15g，当归10g，远志10g，茯苓10g，龙眼肉15g，大枣3枚，炙甘草6g，龙骨（先煎）15g，牡蛎（先煎）15g，木香10g，酸枣仁30g，茯神15g。

6剂，日1剂，水煎至400ml，早晚分服。

［二诊］患者服药6剂后，自诉睡眠得以改善，睡眠质量提高。此时应以养心益脾为主，去掉重镇安神之药，再服6剂。

［三诊］患者服药后睡眠质量有很大提升，食欲改善，体重增加，精力、体力都有不同程度的增加。观其面色转红，明显好于

初诊。嘱其改服归脾丸，继续服药半年。随访1年，患者每晚可睡眠6~7个小时，未曾复发。

按语：本案患者素体本虚，思虑过度，劳伤心脾，脾气亏虚则生化乏源，营血亏虚不能奉养心神。失眠，指无法入睡或无法保持睡眠状态，导致睡眠不足，又称入睡和维持睡眠障碍，为各种原因引起入睡困难、睡眠深度或频度过短、早醒及睡眠时间不足或睡眠质量差等，是一种常见病。患者常表现为入睡困难，断断续续不连贯，而过早地醒来，醒后不能再继续入睡，有睡眠不足、全身乏力、倦怠感觉，多因健康情况不佳、疼痛、感觉不适，生理节奏被打乱、睡眠环境影响等，也有怕睡眠而失眠的。在中医学中属不寐的范畴，失眠在《黄帝内经》中被称为"不得卧""目不瞑"，在《难经》中被称为"不寐"。《景岳全书·不寐》谓："不寐证虽病有不一？然惟知邪正二字，则尽之矣。盖寐本乎阴，神其主也。神安则寐，神不安则不寐。其所以不安者，一由邪气之扰，二由营气不足耳。有邪者多实，无邪者皆虚。"此病病因多为情志所伤、饮食不节、劳逸失调，气血失和、心神失养或邪扰心神，脏腑功能失调、阴阳失衡，阳不入阴而发病。其中心脾两虚最为常见，表现为思虑过度、劳伤心脾，失眠健忘、多梦、心悸、头晕、面色萎黄、倦怠乏力等症。如《景岳全书·不寐》谓"血虚则无以养心，心虚则神不守舍""思虑伤脾，脾血亏损，经年不寐"，治当补益心脾，养血安神，方选归脾汤。《医学心悟·不得卧》："有心血空虚卧不安者，皆由思虑太过，神不藏也，归脾汤主之。"《类证治裁·不寐论治》："思虑伤脾，脾血亏损，经年不寐。"方取归脾汤以补心脾，养心安神。

归脾汤出自宋代严用和的《济生方》，"治思虑过度，劳伤心脾，健忘怔忡"。现多用《正体类要》卷下方，药用白术、当归、茯苓、黄芪、龙眼肉、远志、酸枣仁、木香、甘草、人参、生姜、大枣等。方中人参、黄芪、白术、炙甘草补脾益气，以使营血生化有源；生姜、大枣补中健胃，以增强脾胃化生气血功能；当归、龙眼肉补血养心而安神；酸枣仁、茯神、远志宁心安神定志；木香行气醒脾开胃，又可防大量益气补血药滋腻妨碍脾胃；龙骨、牡蛎重镇安神。诸药合用，共奏养心健脾、益气补血之效。气旺脾健则营血生化有源，血能养心则神藏心宁，气血相融而阳能入阴，昼精夜寐自无心悸、失眠、健忘等心神不宁之症。药理研究表明，当归对中枢神经系统有轻度抑制作用，有抗缺氧、抗疲劳、改善睡眠的作用。党参对兴奋和抑制神经系统都有影响。远志具有镇静、催眠作用。茯苓具有镇静作用。酸枣仁煎剂，其水溶性成分在小剂量时产生镇静作用，剂量稍大时，对中枢神经有明显的抑制现象，产生催眠作用。茯神煎剂的镇静作用明显优于茯苓，在临床上多与茯苓同用。归脾汤具有调节大脑皮层功能之效，既可改善失眠烦躁症状，又可防止疲乏嗜睡之弊。另外，在治疗过程中应警惕，失眠患者大多有心理障碍因素，要注意心理疏导，懂得"心病还要心药医"，鼓励其配合治疗，树立战胜疾病的信心。且本病多与情志有关，患者在生活中会时因不良事件产生刺激，易使病情反复发作，故获效后，应嘱患者坚持服用丸剂以巩固疗效。

【病案七】

周某某，女，49岁。初诊日期：2014年4月16日。

主诉：夜间休息差，反复2个月。

现病史：患者于2个月前，从农村来城里照看外孙，其女儿因工作忙，无暇与之交流，害怕患者不适应环境、无人交谈，故而每日以鱼、肉、鸡汤佐餐。2个月后，患者即觉夜寐不安，脘腹满闷纳呆。曾口服维生素 B_1、维生素C、果维素及柏子养心丸等药物治疗，未能见效。逐渐发展至入睡艰难，辗转反侧，每晚仅睡眠约2个小时，头痛昏沉，记忆力减退，脘腹饱胀，纳呆，呕恶，大便黏滞，溲黄。

既往史：无。

体格检查：体温36.6℃，呼吸21次/分，脉搏49次/分，血压120/80mmHg。神志清醒，精神疲惫，颜面微肿。心率49次/分，律尚齐，心音有力，各瓣膜区未闻及病理性杂音，A2>P2。呼吸音清，无病理性呼吸音。腹平坦，腹软，无压痛、反跳痛，肝、脾肋下未触及。对答切题，四肢活动正常。舌红，苔黄腻，脉弦滑而数。

西医诊断：失眠。

中医诊断：不寐。

证候诊断：中焦湿热。

治法：苦降辛开，清化和胃。

处方：甘露消毒丹加减。

组成：藿香10g，佩兰10g，黄芩10g，黄连10g，姜半夏10g，厚朴10g，枳壳10g，竹茹10g，白豆蔻8g，苏叶8g，六一散（包煎）20g。

6剂，日1剂，水煎至400ml，早晚分服。

[二诊]患者服药6剂后，病愈过半，每晚睡眠可达3~5个小时，脘腹满闷、纳呆减轻。加陈皮10g，焦麦芽10g，焦山楂10g，焦神曲10g；6剂，日1剂，水煎至400ml，早晚分服。

[三诊]患者服上方后，睡眠质量提高，食欲好转，无头痛、昏沉之症，记忆力好转，脘腹满闷、纳呆明显减轻，大便基本正常。遂去藿香、佩兰，余药不变；日1剂，水煎至400ml，早晚分服。服药后随访1年，患者每晚可睡眠6~7个小时，未曾复发。

按语：患者平日喜素食，突然予肥甘油腻之物，导致脾运化功能失常，酿湿邪。日久至中焦湿热，湿热又内蕴脾胃，如此恶性循环，则"胃不和则卧不安"，从而导致神经衰弱。甘露消毒丹为其治疗代表方。藿香、佩兰理气化湿和中，黄芩、黄连清热燥湿，半夏燥湿化痰，厚朴行气化湿、温中，枳壳破气消积，白豆蔻清化湿热，苏叶祛湿除寒。

第五节 痹证

一、疾病认识

杨秀清教授在痹证的治疗方面积累了丰富的临床经验，疗效显著。现将其诊疗经验简要介绍如下。

（一）病因病机

《素问·痹论篇》云："风寒湿三气杂至，合而为痹。"所谓痹者，各以其时，重感于风、寒、湿三气也；以冬遇此者为骨痹，其风气胜者为行痹，寒气胜者为痛痹，湿气胜者为着痹也。足见其对痹证病机分类认识的深刻。杨秀清教授在多年临床工作中，所治痹证患者数百例，对此也颇有体会。认为风、寒、湿之邪伤及关节、经络、肌肉是为发病的外在因素，而正气有亏或先天不足，是引起本病发生的内在因素。此所谓"正气存内，邪不可干，邪之所凑，其气必虚"。痹证其本为虚，以风、寒、湿三气杂至为致痹的外在因素，正气虚衰尤其是阳气虚则是痹证发病的关键。最终导致脉络痹阻，痰瘀互结又可影响阳气的化生及运行，形成恶性循环，痹证逐渐加重，缠绵难愈。

（1）体虚感邪是痹证发生的内在因素 《素问·刺法论篇》曰："正气存内，邪不可干，邪之所凑，其气必虚。"人体的卫气乃拒邪之藩篱，其源于阳气，阳气旺盛，则内能养脏腑，外能拒虚邪贼风入侵机体，虽感受风、寒、湿气也不会形成痹证。素体虚弱，气血不足，腠理空疏，抗病力弱，不仅易遭风、寒、湿邪的侵袭，而且又因正气不足，无力祛邪外出，以致外邪逐渐深入筋骨，痹病作矣，体虚感邪，是痹证发生的内在因素。

（2）风寒湿邪是痹证发生的外在因素　体虚感邪，固然是痹证发生的内在因素，然也有体质虽好，但由于久居严寒之地，缺乏必要的防寒措施；或由于其他原因，野外露宿，久住潮湿之地；亦或是睡卧当风，饥饿劳役，感受寒湿；日久也可致病也。故《症因脉治》中指出：风痹之因为"饥饿劳役，风邪乘之，则风痹之症作矣"湿痹之因为"身居卑湿，湿气袭人，或冲雨冒风，湿留肌肉，内传经脉，或雨湿之年，起居不慎，而湿痹之症作矣"。因此，风寒湿邪，是痹证发生的外在因素。

（3）痹阻不通是痹证发生的主要病机　体虚感邪，风、寒、湿邪入侵，内外相因，痹阻经络，不通则痛，则痹证发生。病因在于风为阳邪，善行数变，风邪袭人，流注经络血脉，致络道不通，气血运行受阻，其病生焉。临床上常见的类风湿性关节疼痛，游走不定，乃因"风走注疼痛之病，其痛无常处是也"（《圣济总录》）。寒为阴邪，易伤人阳气，寒邪袭人，不仅气血为寒邪所阻遏，经脉关节不利而发生疼痛，关节屈伸不利，而且易导致气血凝滞，瘀血发生，加重病情。湿为阴邪，其性黏滞重浊，湿邪伤人，阻遏气血，痹阻不通，不通则关节重着麻木疼痛。风、寒、湿邪痹阻脉络，日久必郁而化热，熏蒸津液，饮湿积聚为痰浊，循经环络，阻滞血行，形成痰湿瘀阻。可见无论感风、感寒、感湿，三者均不离痹阻，而其所产生的痰、瘀又进一步成为新的病因而痹阻脉络，因此，不通为其病机要则。故曰："盖痹者闭也，三气杂至，则经络闭塞，血气不流，而痹斯作矣。"（《顾氏医镜》）

（二）辨证论治

（1）风寒湿型　症见肢体关节疼痛，游走不定或痛有定处，得热痛减，遇寒痛剧，甚至关节屈伸不利、肿胀或麻木，舌质淡，苔多白滑或白腻，脉多沉弦紧或弦缓。治以祛风通络、散寒除湿为法，方用蠲痹汤化裁。药物多选用秦艽、桂枝、川芎、羌活、独活、细辛、防风、桑寄生、当归、茯苓、威灵仙、鸡血藤等。

（2）风湿热型　症见起病急，肢体关节疼痛，痛处红肿灼热，肿胀疼痛较剧，得冷稍舒，筋脉拘急。兼有发热，口渴，喜冷恶热，烦闷不安，舌质红，苔黄腻或燥，脉滑数。治以清热利湿、消肿止痛为主，方用大秦艽汤化裁。药物多选用秦艽、当归、薏苡仁、羌活、防风、生地黄、川芎、黄芩、白芍、白术、石膏、忍冬藤等。

（3）气血虚弱型　症见肢体关节酸沉，绵绵而痛，麻木尤甚，关节变形或肌肉萎缩，活动受限，筋脉拘急。常伴腰膝酸软无力，面色无华，眩晕，心悸，气短，食少便溏，舌淡，苔薄白，脉细弱。治以调补气血、补肾通络为法。方用补中桂枝汤化裁。药物多选黄芪、党参、白术、陈皮、炙升麻、当归、细辛、川芎、桂枝、杭白芍、鸡血藤、桑寄生、淫羊藿、生姜、大枣、甘草等。

（4）痰湿瘀阻型　症见病程较长，肢体关节拘挛刺痛，肢麻行动不便，甚则疼痛难忍，手足筋脉拘急，心悸，气短，舌淡暗，苔白滑而腻，脉多沉弦滑或沉缓无力。治以化浊祛瘀、搜风通络为法，方用自拟化浊通络治痹汤化裁。药物多选用：黄芪、当归、秦艽、桃仁、穿山甲、红花、乳香、没药、地龙、全蝎、牛膝、生地黄、鸡血藤、苍术、海风藤等。

（5）肝肾阴虚型　症见病程较长，腰膝酸痛，肢体关节屈伸不利或麻木、手足筋脉拘挛。兼有口燥咽干，头目眩晕，失眠，舌暗红，少苔或无苔，脉细弦。治以滋补肝肾、蠲痹通络为法。方用独活寄生汤化裁。药物多选用独活、桑寄生、熟地黄、知母、赤芍、路路通、海桐皮、豨莶草、甘草等。

（三）经验之谈

通络除痹是治疗本病的基本原则，痹证多因正气不足，感受风、寒、湿、热之邪所致。经络阻滞，气血运行不畅为其主要病机。治疗本病应以"通"为目的。"不通则痛"，只有达到舒经活络，通利关节的目的，才能消除疼痛以治疗痹证。

杨秀清教授认为应明辨寒热病性，重视相兼转化。首诊辨证为风湿热痹者，经过清热除湿治疗，热邪已清，湿邪难化，又表现出寒湿阻痹症状；首诊辨证风寒湿痹者，温散寒湿治疗当中，寒湿未尽，郁久化热，形成风湿热痹者，中医治疗补偏救弊，寒湿为主者治以温散寒湿，湿热为主者治以清热除湿，根据病机转化，可对证交变使用，以致寒热协调，对于寒热错杂之证，必要时寒热并用。

本病为本虚标实，故杨秀清教授在处方之中喜用黄芪、淫羊藿、怀牛膝、川芎等药。黄芪既可双补脾肾，又能固卫实表，有邪祛邪，无邪扶正，较之人参等有补虚之功而无敛邪之弊；淫羊藿补肝肾，养精气，强壮肾督；怀牛膝活血祛瘀，补肾健骨；川芎活血化瘀，补气止痛。有研究资料表明：川芎能抑制血管内皮细胞、平滑肌细胞的增长，从而抑制血管增生和新生血管形成，对缓解类风湿关节炎滑膜炎症和骨质侵蚀可以起重要作用。而补肝肾药则能促进软骨与骨质的修复，增加骨密度。因此，处方之中，活血补肾药必在其中。

杨秀清教授认为，痹证病程中，风寒湿邪相因为患，纠缠不清，难以速去，辨证治疗时应抓主要矛盾，守法守方，而不宜频繁换方。少数患者初服中药，关节疼痛反而加重，是为服药后的正常反应，只要辨证准确，继续服药，疼痛就会逐渐减轻。阻止骨质破坏是痹证治疗的关键及难点，对此调补气血，补肾健脾，活血化瘀与祛风除湿，温阳散寒等同样具有重要作用。

二、经典验案

【病案一】

袁某，女，39岁。初诊日期：2012年7月25日。

主诉：双手关节晨起僵硬伴腰背部疼痛，反复发作2年，加重3天。

现病史：患者于2年前无明显诱因出现双手指晨起僵硬感，继而出现双腕关节僵硬，伴腰背部疼痛不适，自行服用"止痛片"可缓解，未予重视。之后，其关节僵硬感及腰背部疼痛感反复发作，晨起加重，在咸阳市中心医院确诊为类风湿关节炎。患者口服醋氯芬酸片，每次0.1g，每日2次；硫酸羟氯喹片，每次0.1g，每日1次；以及中药（具体药物不详）等，上述症状时轻时重。患者于3天前无明显诱因再发双手关节僵硬感，伴手指关节及腰背部疼痛，自行服用醋氯芬酸片后，症状缓解不明显。伴心烦、手足心汗出，纳食可，夜间休息差，多梦易醒，二便调，舌红、苔薄黄，脉弦细。

既往史：无。

过敏史：无。

体格检查：双手指间关节肿胀、压痛明显，关节屈伸不利，部分关节肿大畸形，皮肤颜色红，皮肤温度较高。

辅助检查：类风湿因子（RF）（+），抗CCP抗体（+），C-反应蛋白升高，血沉（ESR）：30mm/h。

中医诊断：痹证。

证候诊断：风湿热痹。

西医诊断：类风湿关节炎。

治法：清热利湿，疏风养阴。

处方：羌活10g，独活10g，桑寄生10g，藁本10g，川芎10g，当归12g，白芍10g，杜仲10g，生地黄10g，淫羊藿10g，薏苡仁15g，路路通10g，甘草6g，木瓜10g，五加皮10g。

7剂，日1剂，水煎服。

［二诊］患者服上方7剂后，自诉双手关节肿痛减轻，心烦、手足心汗出缓解，仍易感到口渴，夜间休息差，舌红，苔白，兼

有少许黄苔，脉细弦。查体见双手关节压痛，活动度尚可，皮肤温度、皮肤颜色均正常。为湿热渐除，前方去木瓜、路路通、当归，加威灵仙10g、苍术10g、黄柏10g、川续断9g、酸枣仁12g，续服7剂，日1剂，水煎服。

［三诊］患者服上方7剂后，自诉双手关节肿胀缓解，仍偶感疼痛、晨起僵硬感，自觉乏力，纳食差，不欲进食，舌淡红，苔薄白，脉细滑。为湿热渐解，而脾胃失健，运化无权，痰湿内停。药用黄芪15g、白术10g、太子参10g、羌活10g、防风10g、甘草6g、独活10g、茯苓10g、陈皮10g、半夏10g、桑寄生10g、山茱萸10g、当归10g，继服7剂，日1剂，水煎服。

［四诊］患者服上方7剂后，自诉双手关节肿痛改善，易感乏力，舌红，苔白，脉细滑。复查RF、SR、CRP等均有下降。续治以健脾化湿、益气养阴为法，药用黄芪、党参、茯苓、白术、当归、枸杞、酸枣仁、远志等加减调理。服药2个月，症状缓解，病情稳定。

按语： 患者素体虚弱，素有内热，感受湿热等外邪，邪滞经络，脉络闭阻不通，故见双手关节僵硬。湿热之邪易伤阴津，加之素体阴虚内热，故见口渴、心烦、手足心汗出，夜间休息差。舌红，苔薄黄，脉弦细均为肝肾阴虚，湿热邪交杂痹阻之象。本案患者为肾阴亏虚，湿热痹阻。羌活、独活祛风除湿，散寒止痛；薏苡仁可"主筋急拘挛，不可屈伸，风湿痹，下气"；木瓜、威灵仙通络舒筋；甘草缓筋脉肌肉之拘急，亦可温中健脾，调和诸药；杜仲、桑寄生温补肾阳，伍以白术、茯苓健脾除湿；当归、白芍滋阴养血，补肝体助肝用；川芎、牛膝活血止痛。痛久邪盛正虚，故身体乏力，湿邪内停，上扰于胃则食欲不振，舌淡红，苔薄白，脉细滑，为湿热渐解，而脾胃失健，运化无权，痰湿内停之象。加用陈皮、半夏以健脾化痰除湿。久病必虚，其周身痹痿，正如朱丹溪在《脉因证治》中所言"是风湿热下陷入血分阴中，阳气不行"，因而加用党参、黄芪以益气补虚，党参力能补脾养胃，润肺生津，健运中气，健脾运而不燥，滋胃阴而不湿，润肺而不犯寒凉，养血而不偏滋腻，鼓舞清阳，振动中气而无刚燥之弊。配以茯苓益脾逐水、生津导气，白术益气健脾，为治脾气虚损证之要药。诸药合用，标本兼治，从而收获满意的疗效。

【病案二】

李某，女，70岁。初诊日期：2013年12月30日。

主诉：四肢关节疼痛，反复10余年，再发加重半个月。

现病史：患者于10余年前无明显诱因出现双手手指关节及双腕关节肿胀、疼痛，伴晨起僵硬感，遇寒后加重，在当地诊所诊断为风湿病，予以中药治疗，上述症状时轻时重。之后逐渐出现双侧膝关节、肘关节及踝关节相继疼痛，继服中药后症状无缓解。在空军军医大学第一附属医院（西京医院）确诊其为类风湿关节炎，予口服消炎药（具体不详）及外用药物治疗（具体不详），症状缓解后自行停药。之后患者病情时有波动，劳累及天气寒冷时易诱发，反复就诊于咸阳市及西安市多家医院进行治疗。半个月前，患者无明显诱因再次出现四肢关节疼痛，以双手指关节、腕关节及双膝关节为著，自行口服萘普生片后，症状略有减轻。为进一步诊治，遂来求诊。现症见：双手指关节、腕关节及双膝关节疼痛，肿胀，活动受限，伴晨起僵硬感，自觉全身乏困无力，畏寒，纳差，不欲进食，腹胀，二便正常，舌淡暗，边有齿痕，苔白腻，脉沉细滑。

既往史：慢性浅表性胃炎病史5年（进食不慎易出现纳差、腹胀）。慢性支气管炎病史10余年（受凉后间断出现咳嗽、咳痰）。

过敏史：无。

体格检查：双手指关节肿胀、压痛，关节活动度受限，握拳不能，双膝关节肿胀，无明显压痛，关节活动度可，皮肤颜色、皮肤温度均正常。

中医诊断：痹证。

证候诊断：脾肾亏虚。

西医诊断：类风湿关节炎。

治法：健脾益肾，祛风通络。

处方：黄芪15g，防风10g，白术15g，茯苓12g，甘草6g，怀山药10g，山茱萸10g，薏苡仁12g，杜仲12g，羌活10g，独活10g，桑寄生12g，菟丝子10g，当归9g，柴胡10g，生地黄10g。

7剂，日1剂，水煎服。

［**二诊**］患者服上方7剂后，自诉双手指关节及双腕肿痛较之前减轻，畏寒较之前缓解，纳食差，不欲进食，胃脘胀满，全身乏困无力。舌苔、脉象同前。查体：双手指及腕关节肿胀减轻，压痛同之前，活动略有受限，双膝关节无明显肿胀压痛，皮肤颜色、皮肤温度正常。患者存在脾肾阳虚表现，结合其症状、舌象、脉象，考虑内有痰邪，故调理脾肾的同时，加以化痰祛瘀之法，加焦麦芽15g、焦山楂15g、焦神曲15g、桂枝8g、肉苁蓉12g、杜仲10g、怀牛膝10g，继服7剂，日1剂，水煎服。

［**三诊**］患者继服上方7剂后，自诉双手关节疼痛较之前明显减轻，活动受限有所好转，双膝关节肿痛缓解，纳食较之前好转，胃脘满闷感明显减轻，但全身乏困无力较之前无明显变化，易疲累，大便稀，舌暗，边有齿痕，苔白腻，脉沉细。查体同前。患者症状减轻，结合其症状及舌脉提示脾虚湿盛，予前方去肉苁蓉、焦麦芽、焦山楂、焦神曲、怀牛膝，加用白扁豆10g、砂仁6g、陈皮10g，继服7剂，日1剂，水煎服。

［**四诊**］患者服上方7剂后，自诉双手指关节疼痛缓解，偶有晨起僵硬感，双膝关节疼痛明显减轻，无明显活动受限表现，仍有倦怠感，纳食可，小便正常，大便偶有溏稀，夜间休息可，舌暗淡，边有齿痕，苔白滑，脉沉细。患者症状减轻，结合其症状

及舌象、脉象提示仍存在脾肾虚损，痰浊内生，前方去怀山药，加用半夏10g，续服7剂。之后半个月随访，患者症状缓解，治疗得当，之后患者续服上方月余，病情稳定。

按语： 患者年过七旬，痹证迁延日久，而致脾肾亏虚。脾为先天之本，肾为后天之本，两脏虚损，致气血生化无源，故全身乏困无力，阳气不足，机体失于温煦，气血运行不畅，水湿输布失常，痰湿内生，闭阻脉络、关节，故见周身关节疼痛、僵直、活动受限；肾阳气虚衰，故见畏寒；脾失健运，故见食少纳差、脘腹胀满；舌淡暗、边有齿痕，苔白腻，脉沉细滑，均为脾肾亏虚之象。综上，其病位在脾肾、肢节，病性属虚实夹杂，证属痹证之脾肾亏虚。患者久痹，病机复杂，脾肾亏虚的同时可见阳虚及湿、痰等病邪交杂之象，且正虚邪恋，治疗困难，一诊及二诊主要侧重健脾益肾、化痰通络，之后患者症见疲乏明显，大便稀溏及胃脘满闷，为脾虚生湿，湿邪困脾所致。故宜健脾除湿、益肾温阳，加用白扁豆、砂仁、陈皮益胃健脾以化湿，防风、羌活、独活、升麻除湿痛而升清阳，其中羌活、独活祛风散寒除湿、透关利节、合用治一身上下之痹痛，为治痹证要药。诸药相因，配伍精当，标本同治，故收效甚佳。杨老师强调：痹证的辨证分型论治，一是针对正气之内虚，恢复患者气血阴阳的平衡，即所谓补虚（补肝肾气血）；二是祛邪外出，治寒、治热、治湿（湿热蕴结）。

【病案三】

耿某某，男，67岁。初诊日期：2013年9月30日。

主诉： 双膝关节、踝关节疼痛，反复发作5年余，加重3天。

现病史： 患者于5年前无明显诱因出现双膝关节肿痛，继而出现双踝关节及足背、脚掌疼痛，于咸阳市第一人民医院就诊检查后确诊为类风湿关节炎。患者平素间断于门诊就诊，口服非甾体类抗炎药（具体不详）及免疫抑制剂甲氨蝶呤等药物，症状时有反复。3天前，患者无明显诱因再发关节疼痛，为求进一步诊治遂前来求诊。现症见：自觉双膝关节、踝关节疼痛，伴胸胁满闷，口干口渴，夜间盗汗，自觉腰部酸困乏力，纳食可，夜间休息可，大便偏干，小便调，舌暗红，苔薄白，少津，脉沉细弦。

既往史： 高血压病病史3年余，血压最高170/100mmHg（现自服马来酸左旋氨氯地平片，每次2.5mg，每日1次，血压控制尚可）。

过敏史： 无。

体格检查： 双膝关节压痛明显，活动稍受限；双踝关节轻压痛，活动度尚可，皮肤颜色、皮肤温度均正常。

中医诊断： 痹证。

证候诊断： 肝肾亏虚。

西医诊断： 类风湿关节炎。

治法： 滋补肝肾，活血通络。

处方： 生地黄15g，当归10g，川芎10g，独活10g，桑寄生12g，怀牛膝12g，山茱萸10g，怀山药10g，白芍10g，鸡血藤10g，木瓜10g，川续断10g，威灵仙10g，甘草6g。

7剂，日1剂，水煎服。

［二诊］患者服上方7剂后，自诉双手关节疼痛较明显，踝关节疼痛减轻，胸胁满闷及盗汗缓解，易失眠，大便干结，舌暗红，苔薄白，脉细。查体见双膝关节压痛，活动度尚可，皮肤温度、皮肤颜色均正常，踝关节未见明显异常。仍见肝肾亏虚、阴虚内热之象。予前方去独活，改用生地黄10g、熟地黄10g，加黄精10g、酸枣仁12g、夜交藤10g，续服7剂，日1剂，水煎服。

［三诊］患者服上方7剂后，自诉双膝关节疼痛缓解，自觉易怒，腰酸软，夜寐不安，舌暗红，苔薄黄，脉细弦。肝肾亏虚辨证明确，由于其久病耗损，加之年过半百，仍阴虚，治以滋补肝

肾为要，佐以清热、养阴、安神之药。予前方去桑寄生、怀牛膝，加用枸杞10g、泽泻10g、牡丹皮10g，续服7剂。而后坚持以调理肝肾为法辨证施治，酌情配合非甾体抗炎药、免疫抑制剂及小剂量激素类药物治疗，病情控制平稳。

按语：患者为老年男性，素体亏虚，加之患病日久，进一步耗气伤阴，而致肝肾虚损，肝主筋、肾主骨，肝肾两虚，筋骨失于濡养，故关节疼痛反复迁延不愈；肝肾不足，阴虚内热，故见口干口渴、盗汗、大便偏干；肝失疏泄，气机失调，故见胸胁满闷；舌暗红，苔薄白，舌面少津，脉沉细弦均为肝肾亏虚之象。综上，其病位在肝肾、筋骨，病性为虚实夹杂，以虚为主，证属痹证之肝肾亏虚。故治疗以六味地黄汤滋补肾阴，加鸡血藤能达四肢通经络，祛风邪而无温燥之弊；当归、白芍养血活血而不伤阴；山茱萸养肝滋肾，涩精敛汗；山药补脾益阴，滋肾固精；枸杞子补肾益精，养肝明目；牛膝益肝肾，强腰膝，健筋骨。全方配合，共奏补肾阴、祛伏邪、通经络之效。

【病案四】

李某某，女，50岁。初诊日期：2013年12月30日。

主诉：右肩背部疼痛1年，加重伴双手指关节疼痛2周。

现病史：患者近1年来无明显原因出现右肩背部疼痛，肩关节活动不利、沉重，畏寒，遇热后症状减轻。间断地在当地诊所治疗，服用消炎止痛药（具体不详）及中药进行调理，症状可缓解，但易反复，每逢阴雨天或遇寒，症状易发及加重。患者于2周前清洗衣物后，出现双手手指关节肿痛，伴晨起僵硬感，右肩背疼痛感再发，伴恶寒，倦怠乏力，自服"止痛片"后症状缓解不明显，纳食可，夜间休息可，二便正常。舌质暗红，苔薄白，脉弦细。

既往史：无。

过敏史：无。

体格检查：双手指肿胀、压痛，活动不利，皮肤颜色、皮肤温度正常。肝、肾功能检查正常，抗链球菌溶血素O（﹣），类风湿因子RF（﹢）、C-反应蛋白升高，血沉（ESR）：35mm/h，血常规检查示：白细胞（WBC）6.8×10⁹L，血红蛋白（HGB）108g/L。

中医诊断：痹证。

证候诊断：风寒湿痹。

西医诊断：类风湿关节炎。

治法：疏风散寒，除湿通络。

处方：黄芪15g，白术15g，茯苓10g，藁本10g，桂枝10g，羌活10g，独活10g，苍术9g，木瓜15g，秦艽9g，防风10g，路路通10g，鸡血藤15g，威灵仙10g，薏苡仁20g，生地黄10g。

7剂，日1剂，水煎服。

[二诊] 患者服上方7剂后，双手关节肿痛减轻，口干缓解，仍乏力，畏寒，舌暗红，苔薄白，脉细。查体见双手手指关节压痛较之前减轻。风寒湿邪渐除，阳气虚弱，前方去羌活、独活、鸡血藤，加当归15g、菟丝子10g、党参15g，续服7剂，日1剂，水煎服。

[三诊] 患者服上方7剂后，双手关节肿胀疼痛明显缓解，大便干结，舌暗红，苔薄，脉弦细。出现寒热夹杂之象，故宜寒温并用，温中有消，前方去肉苁蓉，加用赤芍15g、白芍15g、知母10g，继服7剂。后随访患者双手关节疼痛较之前明显减轻，活动不受限，乏困无力明显好转，仍偶恶风寒，怕冷喜温。患者病情基本得到控制。

按语：患者中年女性，平素体虚，加之接触湿冷，风、寒、湿之邪乘虚入侵，留滞经络关节，而致筋脉痹阻，故见关节肿胀、疼痛。《济生方》曰："皆因体虚，腠理空虚，受风寒湿气而成痹也。"寒湿为阴邪，易伤及人体阳气，故见恶风、畏寒；外湿为患，机体津液输布失常，故见口干；寒湿内盛，阻遏气机，故见倦怠乏力；舌质暗红，苔薄白，脉弦细均为风、寒、湿邪交杂闭阻之象。综上，其病位在肢节、筋络，病性偏实、寒，证属痹证之风寒湿痹。方中当归入肝，能温能舒；桂枝入肝，温通血脉；芍药入肝，养血和营，二药合用助当归共奏养血疏肝之功。秦艽、防风、独活、羌活宣痹、祛风湿之邪，能搜风使伏邪外出。生地黄补益肝肾，茯苓健脾除湿，丹参活血祛瘀，桂枝疏通经络以利关节，黄芪、苍术、白术益气扶脾。所谓祛邪必先扶正，正胜则邪自却也。以达标本兼顾，扶正通络之目的。杨老师认为治疗痹证不应忘记扶正祛邪。痹证虽由风、寒、湿、热等外邪侵袭所致，但人体正气偏虚，气血不足，腠理肌表不固，是引起痹证的内在因素。因此，治痹不可忽视正虚，体虚感邪，则痹证多表现为本虚标实证，治疗当须扶正与祛邪兼顾，视患者的体质情况，或病程的长短，邪正盛衰，恰当组方用药。使祛邪不伤正，扶正不留邪。

杨老师经常说痹证发病之关键取决于人体营主内守、卫主外御的功能是否正常，治疗的根本在于补益正气。"邪之所凑，其气必虚"，正气不足，风、寒、湿三气杂至，合而为痹也。风、寒、湿邪留注于筋、骨、肌肉之间，阻碍气血之输布，不通则痛，出现以筋、骨、关节疼痛、活动不利为主要表现的痹证。痹者，闭也，不通也。本病以痛为主要表现，风气胜者为行痹，疼痛游走不定；寒气胜者为痛痹，疼痛剧烈；湿气胜者，其痛处不移，肢体关节重着、肿胀。在临床上三者多兼见，治疗应扶正祛邪，具体就是补肝肾、益气血、祛风散寒除湿。临床中常用羌活、独活、防风等祛风除湿之品，伍以黄芪、白术、当归、桑寄生、杜仲、怀牛膝等益气血、补肝肾、强筋骨之品，亦可伍以僵蚕、乌梢蛇、全蝎等虫类搜风通络之品，疗效甚佳。

第六节　黄汗

一、疾病认识

（一）病因病机

黄汗是因汗出如水，水热互郁于肌表，所致身肿、发热、汗出色黄如柏汁的病证。

黄汗的主要病理变化是由于湿热蕴蒸所致。早在《金匮要略》中就有关于黄汗的论述。张仲景在该书中详细讨论了黄汗的病因，主症和治疗方药。他指出"汗出入水中浴，水从汗孔入得之"，说明水湿内浸是黄汗的主要病因，"汗沾衣，色正黄如柏汁"是黄汗的主要临床特征，在治疗上提出了芪芍桂酒汤和桂枝加黄芪汤对后世有很大的启发。《诸病源候论》认为引起黄汗的病因是由于脾胃有热，加之汗出入水中以致水湿内侵。宋代医家陈言在《三因极一病证方论》中认为黄汗是由于阳明蓄热，喜自汗出，当汗出时因入水中热与水郁而成。在症状治疗方面，明代医家皇甫中在《明医指掌》中指出："汗出如桅子水，济生黄散。"根据前人的认识结合临床实际，杨秀清教授认为黄汗的病因为湿热内侵、水湿浸渍和脾胃湿滞等方面：①湿热内侵，天暑地湿之际，湿热交蒸，此时如居于潮湿之地或涉水淋雨之后又受其热，湿热内郁于肌肤，湿郁热蒸成为黄汗。②水湿浸渍，汗出之时毛孔张开，若入于水中洗浴，水热郁汗液于肌肉之间，阳气不得宣达，汗与热交蒸而成黄汗。③脾胃湿滞，脾胃素盛及过食辛辣之味，湿热内生或脾胃虚弱，水湿不运，湿浊内生，再感湿热之邪，熏蒸肌肤，水热外溢发为黄汗。

（二）辨证论治

本病的辨证治疗应首先辨别湿热与湿浊阻滞之不同，湿热多由湿热内侵与水湿浸渍或素体阳盛所致，症见汗出色正黄，如柏汁，染衣着色，舌苔黄腻。如热重则见口渴、尿赤、发热，湿重则见乏力、苔白腻。湿浊阻滞，多因脾胃虚弱，水湿停滞又感受湿热之邪或湿郁化热，症见神倦乏力、口淡不渴、舌淡、苔腻、脉弱，汗出染衣着色以腋下与前阴大腿根部明显。清利湿热是黄汗的根本治法，但还应根据湿重、热重、脾虚湿盛的不同分别采用清热利湿、健脾祛湿、益脾升清之法以达清利湿热、脾胃运化、黄汗消除的目的。

除药物治疗外，还应嘱患者注意汗出时应及时擦身换衣，保持肌肤干燥清洁，进食清淡易消化的食物，同时居处应干燥通风，天暑地湿之季不要过分贪凉喜水，汗出时勿水浴尤其是凉水浴，少食辛辣之味，以杜其发病之源。

二、经典验案

王某，女，23岁。

主诉：汗出使衬衣染为黄色，伴口苦、口渴1个月，纳差乏力1周。

现病史：患者居处极度潮湿，闷热不通风。患者于1个月前发现白衬衣为黄色，当时以为是他物所染，洗后汗出则白衬衣又染为黄色，用手帕擦后亦可见汗为黄色，未经治疗。近日，患者汗出增多，将外衣亦染为黄色，并感觉乏力，纳差，不欲进食，夜间休息可，小便略黄，大便正常。

既往史：无。

过敏史：无。

体格检查：精神稍差，汗液有黏手感，身着白色衬衣时，汗出黄色斑斑以胸背部为甚。心脏和肺部检查无异常，腹软，肝脾肋下未及。舌红，苔白略黄而腻，脉沉弦。

辅助检查：尿常规检查示：上皮细胞6/ul，尿胆原检查示：阴性。血常规检查示：白细胞（WBC）5.21×10⁹/L，红细胞（RBC）4.28×10¹²/L，中性粒细胞（N）百分比80.6%，淋巴细胞（L）百分比11.7%，血红蛋白（HGB）140g/L，红细胞比容（HCT）0.42%，血小板（PLT）160×10⁹/L。

中医诊断：黄汗。

证候诊断：湿热内侵。

治法：清热利湿，健脾。

处方：茵陈30g，滑石（另包煎）30g，黄柏10g，藿香10g，薏苡仁20g，茯苓20g，白术10g，甘草6g。

6剂，日1剂，水煎服。

［二诊］患者服上方6剂后，口苦、口渴症状消失，黄色汗液明显减少，仅腋窝与前胸正中处衬衣染为黄色，仍感觉纳差、乏力，今日又感觉上腹部隐痛，治用原方加白芍9g，大枣5枚；6剂，日1剂，水煎服。

［三诊］患者服上方6剂后，现仅双腋窝偶有黄色汗液染衣，食纳增加，但仍感觉四肢无力，昨日因饮食不慎出现腹泻稀水样便3~4次，舌淡红，苔白。治以补脾益气，佐以利湿和胃，止泻。处方：黄芪15g，茯苓15g，白扁豆20g，厚朴10g，藿香10g，葛根10g，黄芩10g，山楂20g，白芍9g，甘草6g。3剂，日1剂，水醋应服。患者服药后自觉无不适，腹泻停止，1周后再未见衬衣黄染现象。随访2年，未复发。

按语：湿热黄汗多因湿热侵袭肌肤营卫，营卫被湿热所肆虐，湿热熏蒸，津液外泄。本例患者因居处潮湿，加之天暑地湿之季，人居其中，湿热内侵，损及脾胃，首诊和二诊均用清热利湿佐以益脾之法使症状缓解。方中茯苓味甘性淡，专渗湿利水。白术健脾而运化水湿，对于有脾虚健运失常者尤为适用。湿热相合为病，重用茵陈，并加滑石清热利湿。薏苡仁甘淡、健脾、补肺、清热、利湿，治疗黄汗偏于湿热内盛者，疗效颇佳。三诊患者时仍感乏力，黄汗未尽又因饮食不慎出现腹泻稀水样便，此乃脾虚湿盛又兼暑湿之邪内侵故继用前法加减，加用黄芪、葛根、白扁豆、厚朴等水醋各半煎药，达到了益脾升清、祛暑、清热、止泻之效。

第七节　脏躁

一、疾病认识

脏躁是一组大脑功能活动暂时性失调的疾病的总称。以精神忧郁，烦躁不宁，恐惧，善怒不安，哭笑无常，似神灵附体，说神道鬼，呵欠频频发作为表现。《金匮要略·妇人杂病脉证并治》篇曰："妇人脏躁，喜悲伤欲哭，象有神灵所作，数欠伸，甘麦大枣汤主之。"《灵枢·本神》曰："怵惕思虑者则伤神，神伤则恐惧，流淫而不止。因悲哀动中者，竭绝而失生……愁忧者，气闭塞而不行。"《黄帝内经·素问》指出："肝气虚则恐，实则怒……心气虚则悲，实则笑不休。"因此，本病多由情志抑郁或思虑过度，肝郁化火，耗液伤阴，导致心、肺、脾、肾俱虚而发病。心主神，心气虚则神乱；肺在志为忧，肺气虚则可使人易悲伤欲哭；脾、肾气虚，则可使人频作欠伸，精神倦怠，全身乏力。故脏躁以诸脏气阴俱虚为主要病机。杨秀清教授认为脏躁属情志病变，因脏阴不足，精血内亏，心脾两虚，心神失养，肝阴不足，心肾不交而为是病，治疗多从心阴不足、心肝火旺、心脾两虚及痰火交灼着手。

二、经典验案

张某某，女性，68岁。

主诉：急躁易怒，哭笑无常加重半年，伴语言错乱，生活不能自理2个月。

现病史：患者半年前因情绪不好，生闷气后出现急躁易怒、哭笑无常的症状，近2个月来常常一人独语，不喜与人交流，不愿外出，生活不能自理，反应迟钝，纳食少。曾诊断为间歇性精神病，经治疗2个月余，无明显疗效，遂来就诊。

既往史：冠心病病史5年。

过敏史：无。

体格检查：精神极差，表情抑郁，面色无华，舌淡，苔白滑，脉弦细弱。

辅助检查：头颅CT检查示：脑萎缩。

中医诊断：脏躁。

证候诊断：心脾两虚。

西医诊断：抑郁症。

治法：补气健脾，养心宁神。

处方：人参6g，黄芪12g，白术10g，茯苓10g，当归10g，酸枣仁20g，龙眼肉10g，木香6g，远志6g，合欢花10g，佛手10g，菖蒲10g，生龙骨15g，生牡蛎15g，大枣5枚，甘草6g。

10剂，日1剂，水煎服。

[二诊] 患者服上方10剂后，哭笑无常，独语症状消失，食纳增加，但仍烦躁易怒，失眠梦多，心胸有发热感。查体见精神较之前好转，对答切题，时有太息，舌淡，苔白，脉细弱。继用上方加丹参，服药20余剂后，诸症消失。随访1年，未复发。

按语：杨秀清教授认为妇人以血为主，以血为用，脾主运化、生血、统血。《女科经纶》曰："妇人经水与乳，俱由脾胃所生。脾运则血旺，血旺则月事如常、脏腑功能调和；脾虚失运，血脉亏虚、月事绝竭则心失濡养，情志紊乱而诸症生焉。"本案患者因年老体衰加之忧思气结，致心脾两虚，心血玄虚，心神失养，故精神恍惚，哭笑无常，烦躁易怒；脾气虚弱，则神疲食少，治疗用健脾养心、益气补血之方。方中人参、黄芪补气健脾；白术、甘草甘温益气，助人参、黄芪以资气血之源；当归、酸枣仁、龙眼肉、茯苓、远志补血宁心；大枣开胃健脾、兼调营卫；并加入健脾开窍、宁神定志之菖蒲、生龙骨、生牡蛎。因此，取得了脾气健旺，神志安定之效。诸药益气与补血共进，健脾养血而宁心。

第八节　心悸

一、疾病认识

心悸指气血阴阳亏虚，或痰饮瘀血阻滞，心失所养，心脉不畅，引起心中急剧跳动，惊慌不安，不能自主为主要表现的一种病证。心悸发作时常伴有胸闷、气短，甚至眩晕、喘促、晕厥，脉象数、迟或结代。

心悸的病名古有"惊悸""心忪""怔忡""心动悸""心下悸"等。《灵枢·经脉》曰"心主手厥阴心包络之脉，是动甚则胸胁支满，心中大动"；汉代张仲景在《金匮要略》中指出"寸口脉动而弱，动即为惊，弱则为悸"；均是心悸的症状描述。心主血脉的功能受心神的主宰，心神又必须得到心血的濡养。如若心血不足，心神失养，则心神不宁而致心悸。因此，任何原因引起心失所养，心脉不畅，皆可导致心悸的发生。心悸发病有虚实两端，病位主要在心，与脾胃、肝胆、肾等脏腑功能失调密切相关。

杨秀清教授认为，心悸或因外感六淫，损伤正气；或因饮食不节，损伤脾胃；或因七情内伤，脏腑阴阳气血失调；或因禀赋不足，年老体衰；或久病、房劳过度，致肾元不足，从而使正气亏虚，鼓动乏力，津液输布失常，痰浊内生，流注经脉，血行不畅，涩滞成瘀。痰瘀互结，扰乱心神，加之气血亏虚不能上奉于心而发为心悸。杨老师指出，临床上心悸多虚实夹杂，实证日久，正气亏耗，可兼见气血阴阳之亏损。故心悸的临床辨证应首重虚实，分清虚多实少抑或虚少实多。虚者宜辨气、血、阴、阳亏虚，实者宜别痰、瘀。杨老师认为正气亏虚是心悸发病的根本。在治疗上要虚实兼顾，辨证时要区分标本虚实，坚持虚则补之，实则泻之，攻不伤正，补不滞邪，以达到气血调畅、五脏安和、病则安缓之效。

二、经典验案

【病案一】

王某某，女，17岁。

主诉：双膝关节疼痛肿胀3周，加重伴心慌气短、头晕5天。

现病史：患者于3周前因受凉后出现双膝关节红肿疼痛，继发高热，体温达39℃，经治疗后发热症状消失。患者于2周前，又突发高热，双膝关节疼痛，经用阿奇霉素注射液静脉滴注，吲哚美辛栓纳肛后，体温恢复正常，双膝关节疼痛肿胀减轻。但5天来又感心慌气短，头晕乏力，动则加重。

既往史：无。

过敏史：无。

体格检查：精神极差，双目少神，面色㿠白无华，舌淡，苔薄白，脉沉细结代，心率50次/分，心律不齐，可闻及早搏2~3个/分，心尖区可闻及收缩期杂音，P2>A2，双肺呼吸音清晰，双肺底未闻及干湿性啰音，

辅助检查：心电图检查示：窦性心律，室性早搏。

中医诊断：心悸。

证候诊断：心阳虚弱，邪毒内侵。

西医诊断：风湿性心肌炎合并心律失常。

治法：益气通阳复脉，解毒祛邪。

处方：人参6g，麦冬10g，五味子10g，白术10g，桂枝10g，茯苓15g，黄芪15g，鹿衔草15g，丹参15g，炙甘草9g，连翘20g。

10剂，日1剂，水煎服。

[二诊]患者服上方10剂后，心慌、气短、头晕症状消失，可

自由活动，心率68次/分，律齐，心尖区可闻及Ⅰ级收缩期杂音。心电图检查示：窦性心律。

[三诊]患者继用上方6剂，诸症消失。

按语：杨老师认为，心悸或因外感六淫，损伤正气；或因饮食不节，损伤脾胃；或因七情内伤，脏腑阴阳气血失调；或因禀赋不足，年老体衰；或久病、房劳过度，致肾元不足，从而使正气亏虚，鼓动乏力，津液输布失常，痰浊内生，流注经脉，血行不畅，涩滞成瘀。痰瘀互结，扰乱心神，加之气血亏虚不能上奉于心而发为心悸。因此，本病以正气亏虚为本，痰浊、瘀血为标。本案患者反复感邪，毒邪内侵于心，心阳被损，脉络阻滞，故见心悸、心慌、气短、乏力、舌淡、脉沉细而结，因此用生脉散益气养阴复脉，生脉散见于金代李杲《内外伤辨惑论》，主要用于元气亏损，气少神疲，脉微欲绝之症。方中桂枝、茯苓、白术、黄芪、鹿衔草、炙甘草振奋心阳又助其益气之力，黄芪补气升阳，益卫固表。《珍珠囊》："黄芪甘温纯阳，其用有五：补诸虚不足，一也；益元气，二也；壮脾胃……"现代药理研究证实黄芪具有保护心肌细胞膜的完整性，抑制细胞内磷酸肌酸激酶同工酶（CK-MB）外漏的作用，还可以阻止心肌细胞内外离子分布的异常，从而减少再灌注室性心律失常的发生率，并延迟其发生时间，缩短其持续时间，改善缺血心肌的血液供应。《本草正》言甘草"助参芪成气虚之功"。故黄芪、炙甘草合用，共奏健脾益气之效，配伍活血化瘀药，此为"补气活血法"。桂枝、丹参温通经络活血祛瘀。丹参活血通经、凉血消肿、清心除烦，苦能泄降，微寒清热，归心肝二经血分。《神农本草经》云丹参："主心腹邪气……破癥除瘕，止烦满。"《滇南本草》曰丹参："补心定志，安神宁心，治健忘怔忡，惊悸不寐。"古人历来有"一味丹参，功同四物"之说，丹参活血祛瘀，祛瘀而不伤正。连翘、鹿衔草以解毒清热，全方共奏益气养阴、通阳复脉、解毒祛邪之效。

【病案二】

齐某，女，30岁。

主诉： 心悸乏力，心慌胸闷，时轻时重1年，加重2个月。

现病史： 患者因1年前劳累感冒后出现心悸、心慌，胸闷疼痛，头昏乏力之症，经心电图检查提示室性早搏，心肌缺血，诊断为心肌炎。患者经先后2次住院治疗，心悸、乏力症状减轻，但室性早搏持续存在，近2个月来感心悸、乏力、心慌、胸闷症状加重，早搏增多。

既往史： 无。

过敏史： 无。

体格检查： 精神尚可，双肺呼吸音清，未闻及干湿性啰音，心率68次/分，心律不齐，每分钟可闻及2~3次早搏，心音尚可，心脏各瓣膜听诊未闻及明显杂音。舌暗淡，苔薄白，脉结。

辅助检查： 心电图检查示：窦性心律，室性早搏。

中医诊断： 心悸。

证候诊断： 心脾两虚。

西医诊断： 顽固性室性早搏。

治法： 补益心脾，安神定悸。

处方： 人参10g，黄芪15g，白术10g，当归10g，酸枣仁30g，远志6g，龙眼肉10g，木香5g，甘草10g，大枣3枚，丹参15g，麦冬10g，生龙骨（先煎）20g，生牡蛎（先煎）20g。

6剂，日1剂，水煎服。

［二诊］患者服上方6剂后，自感心悸、心慌症状减轻，精神好转，心脏听诊每分钟可闻及1~2次早搏，心电图检查示：偶发室性早搏。

［三诊］患者服药15剂后，自感诸症消失，心电图检查示早搏。改用归脾丸口服，为巩固疗效，服药1个月余自行停药。随访1年，未复发。

按语：《黄帝内经》指出："正气存内，邪不可干""邪之所凑，其气必虚"。强调正气虚弱，即免疫力低下是机体患病的关键。《诸病源候论》："心藏神而主血脉，虚劳损伤血脉，致令心气不足，因为邪气所乘，则使惊而悸动不定。"《圣济总录·卷第三十一·伤寒后惊悸》曰："伤寒病后，心气不足，风邪乘之，则令精神不宁，恍惚惊悸。"《济生方·惊悸怔忡健忘门》云："夫怔忡者，此心血不足也……又有冒风寒暑湿，闭塞诸经，令人怔忡。"概言之，心悸多因正气虚弱，邪气肆虐，六淫邪毒客犯入心所致。以正气亏虚为本，邪毒内侵为标，常因情志刺激、劳倦过度、外感邪气等诱发。故正气不足是心悸发病的重要因素。本例患者顽固性室性早搏，据其脉象、舌象诊断，此为心脾气血亏虚兼有瘀滞，方选健脾养心、益气补血之归脾汤，且用人参、甘草、生龙骨、生牡蛎，以加强益气、安神、定志之功效；又用活血、通脉、益气之丹参，从而达到了气血充盈、瘀去脉通、心神安定之功效。现代药理研究也证实人参具有抗休克、抗疲劳等作用；黄芪能增强心肌收缩力、保护心血管系统、抗心律失常、扩张冠状动脉和外周血管、降低血压、降低血小板黏附力、减少血栓形成，还具有降血脂、抗缺氧等作用；当归可以降低心肌耗氧，对心肌缺血具有保护作用。上方能够补气安神、养心益气，尤其是对由于血气虚弱、脾气虚乏所引发的心慌、心悸、心脾两虚等症状具有理想的治疗效果。

第九节　系统性红斑狼疮

一、疾病认识

系统性红斑狼疮（Systemic Lupus Erythematosus，SLE）多发于15~40岁的女性，是典型的自身免疫性疾患，临床症状以多系统、多器官受累为特点，病情复杂，变化多端。除皮肤损害外，并伴有关节痛、发热、口腔溃疡甚至肾脏等器官损害，在肾损害表现为肾炎或肾病综合征，严重者可出现肾功能衰竭、尿毒症。又可损害心血管系统、呼吸系统、消化系统、神经系统、血液系统及运动系统的骨、关节、肌肉等，出现相应系统功能失常症状，其病因不明。目前，西医以皮质类固醇激素为系统性红斑狼疮的治疗主药，因其具有抗炎和免疫抑制作用，近年对免疫抑制剂（ISA）也有一些新的进展，但很多患者在长期使用激素类药物后出现不良反应，且自身免疫功能更趋低下，并导致感染、骨丢失等。

系统性红斑狼疮在中医学中虽无相关病名，但类似于系统性红斑狼疮的病证在古医籍中早有论述。《金匮要略》中指出"阳毒之为病，面赤斑斑如锦纹，咽喉痛，唾脓血""阴毒之为病，面目青，身痛如被杖，咽喉痛"，这些症状和系统性红斑狼疮常见的皮疹、关节痛、发热、咽痛、出血等症状相似。《诸病源候论》指出本病由于温毒发斑所致。系统性红斑狼疮在古代由于没有相应的病名，故很多文献按照其出现症状和体征来确定其归属。如皮肤出现红斑者属中医日晒疮、鬼脸疮、蝴蝶疮、阴阳毒范畴；有关节疼痛属痹症范畴；心脏损害、心慌气短属心悸范畴；有肾脏损害者属水肿范畴。系统性红斑狼疮病情错综复杂，往往累及内脏，常伴有心、肝、脾、肺、肾五脏病证。《素问·痹论篇》云："五脏皆有合，病久而不去者，内舍于其合也。故骨痹不已，复感于邪，内舍于肾；筋痹不已，复感于邪，内舍于肝；脉痹不已，复感于邪，内舍于心；肌痹不已，复感于邪，内舍于脾；皮痹不已，复感于邪，内舍于肺。"说明病变由外而内，进行性加重，外因通过内因诱发或加重了系统性红斑狼疮的进展，即"诸痹不已，亦益内也"。《素问·四时刺逆从论篇》也有"厥阴有余病阴痹，不足病生热痹"之说，指出其发病机制与体质有关，是多因素造成的。可见早在《黄帝内经》中就描述了系统性红斑狼疮的中医相似病名、病因、病机、临床症状及多脏器损害的特点。此后历代医家对此病多从不同角度加以论述，从而使其内容不断丰富。隋代医家巢元方在《诸病源候论》中提到"夫欲辨阴阳毒病者，始得病时，可看手足指，冷者是阴，不冷者是阳""阳毒者面目赤……阴毒者，面目青而体冷。若发赤斑，十生一死""温毒始发，出于肌肤，斑烂隐轸，如锦纹也"，此符合系统性红斑狼疮的皮肤表现。并且对阴阳毒发病机制作了阐述："表证未罢，毒瓦斯不散，故发斑疮……至夏遇热，温毒始发出于肌肤。"《丹溪心法》提到"发斑、热炽也……面赤，阳毒也"，指出活动期以热毒为主。明代医家申斗垣在《外科启玄》中认为"旧晒疮"是由于受酷日曝晒。与红斑狼疮对日光过敏，紫外线照射后诱发皮疹或加重病情相一致。清代医家吴谦在《医宗金鉴》中对《金匮要略》所论"阴阳毒"注解云："异气者……此气适中人之阳，则为阳毒；适中人之阴，则为阴毒。"表明发病与异气毒邪及体质的阴阳偏盛偏衰因素有关。清代医家吴鞠通在《温病条辨》中提到："太阴温病……必发斑疹，汗出过多者，必神昏谵语。发斑者，化斑汤主之；发疹者，银翘散主之……神昏谵语者牛黄丸、紫雪丹、至宝丹亦主之。"此类方剂在临床上常用于治疗系统性红斑狼疮，并有很好的疗效。综上所述，若先天禀赋不足，后天失养，精血亏虚，虚热内生，复感风、寒、暑、湿、燥、火等外邪，化为热毒，均可为系统性红斑狼疮的病因，其病机概而论之为虚（气虚、血虚、阴虚、阳虚）、火（虚火）、热（血热）、瘀（血瘀）、痰（湿痰）、饮（悬饮、积饮）。病性多为本虚标实，在本为气、血、阴、阳虚衰，尤以气阴两虚为著；在标为热壅血瘀，痰饮壅盛。而其基本病机为热壅毒瘀，气阴两虚。

杨秀清教授认为系统性红斑狼疮的病因病机关键是正虚，禀赋不足、肾虚阴亏是系统性红斑狼疮发病的内在因素，故肾虚阴亏乃系统性红斑狼疮发病之本。"肾藏精"，肾藏本脏之精是先天的基础，《素问·阴阳应象大论篇》曰"夫精者，身之本也"。系统性红斑狼疮患者先天禀赋不足，精血亏损，脏腑阴阳失调，《素问·生气通天论篇》曰"阳强不能密，阴气乃绝；阴平阳秘，精神乃治；阴阳离决，精气乃绝"。本病好发于青年女性，女子阴常不足，阳常有余，正值气血旺盛之时，水易亏，火易旺，加之外邪乘虚而入"邪入阴则痹"，痹阻先在阳分，久病伤阴，亦可致肾阴亏虚。妇女以血为本，若产后失血，百脉空虚，气血两虚，肾水枯耗，肾火妄动，壮热骤起，导致系统性红斑狼疮的发生；情志太过，使邪火妄动，损耗其阴，亦可导致肾虚阴亏。正所谓："虚邪之至，害必伤阴。"其次，热毒为致病之标。《诸病源候论》云："此由风气相搏，变成热毒。"如风寒侵袭，与气血相合，阻滞脉络，入里化热；湿邪为阴邪，如久羁不去，亦可郁而生热；烈日曝晒，湿热交阻，由皮肤侵入，导致血热内盛，面赤红斑；加之燥气伤津，终成火、热之毒，消烁阴液，外可蚀于筋骨肌肤，内可波及营血、脏腑。平素嗜食辛辣刺激之品，或长期情志内伤，或劳逸失度，日久蕴热而生，加之肾虚阴亏为系统性红斑狼疮致病之本，内生热毒，内外合邪，发为本病。故临床辨证用药以滋阴补肾和清热活血为法。

二、经典验案

王某某，女，37岁。初诊日期：2013年11月25日。

主诉： 面部出现红斑3个月。

现病史： 患者于3个月前无明显原因面部出现红斑，伴瘙痒、皮疹，自觉疲倦乏力，关节疼痛，在空军军医大学第一附属医院（西京医院）诊断为系统性红斑狼疮，予静脉滴注"注射用甲泼尼龙琥珀酸钠"40mg等，治疗后病情好转，现维持每日口服泼尼松50mg。

既往史： 无。

过敏史：无。

体格检查：精神差，疲倦乏力，面部蝶形红斑，关节无明显不适，无黏膜溃疡，夜间休息可，纳食可，小便调，大便偏干。舌红，苔白，脉沉细弦。

中医诊断：蝴蝶疮。

证候诊断：毒邪未尽，气阴两虚。

西医诊断：系统性红斑狼疮。

治法：益气养阴，清热解毒。

处方：生地黄10g，牡丹皮10g，黄芩10g，白茅根12g，黄芪12g，浮萍12g，甘草6g，当归10g，防风6g，益母草15g，青蒿10g。

7剂，日1剂，水煎服。

[**二诊**] 患者服上方7剂后，患者时有腹胀，大便不畅，多梦易醒之症。加郁金、柏子仁、火麻仁行气通便；7剂，日1剂，水煎服。

[**三诊**] 患者服上方7剂后，精神好转，口干口苦，舌淡红，苔黄腻，脉弦。加石斛、知母、生龙骨、生牡蛎滋阴清热。而后坚持以调理肝肾为法辨证施治，病情控制平稳。

按语：中医多认为系统性红斑狼疮（"蝴蝶斑""蝴蝶疮"）因先天禀赋不足，复加日光暴晒，或情志抑郁，或药物中毒等多种因素，导致阴阳气血失于平衡，气血运行不畅，气滞血瘀，阻于经络或脏腑而至面部红斑，关节疼痛。杨秀清教授认为本病的病因与先天禀赋不足和肾阴亏虚有密切关系，禀赋不足，肝肾亏虚或情志久郁，郁而化火，耗伤肝肾之阴，损伤气血阴阳，终致气阴亏虚，成为系统性红斑狼疮发病之本。气阴两虚，邪火内生，加之外感风湿热毒，或暴晒日光，或饮食不节，湿热内生，两热相搏，经脉痹阻，致使气血阴阳逆乱，发为本病。治疗上杨教授认为本病虽病情多变、病机复杂、虚实夹杂，而肾阴亏虚始终是贯穿病程之主线，故治宜以滋阴补肾为根本，根据病情辅以清热、化毒、化瘀，方能标本兼治。本方中以生地黄益肾滋阴、清热凉血，《本草汇言》云"生地黄，为补肾要药，益阴上品，故凉血补血有功"。针对系统性红斑狼疮患者"先天禀赋不足，肾虚阴亏，瘀热内伏"这一病机，补益先天真水，凉润清化血分伏热瘀毒。青蒿凉血解毒以退热，《本草新编》云"青蒿，专解骨蒸劳热……泻火热而不耗气血，用之以佐气血之药，大建奇功，可君可臣，而又可佐可使，无不宜也，但必须多用，因其体既轻，而性兼补阴，少用转不得力。又青蒿之退阴火，退骨中之火也，然不独退骨中之火，即肌肤之火，未尝不共泻之也，故阴虚而又感邪者，最宜用耳"；又《神农本草经》云青蒿"主疥瘙痂痒，恶疮，杀虱，留热在骨节间，明目"；使系统性红斑狼疮患者血分瘀热伏毒得以通达透散于外，则其症自缓，又可祛其体表风毒疮疡，内外同治。牡丹皮凉血化瘀，清透血分伏热瘀毒，《本草求真》云"丹皮能泻阴中之火，使火退而阴生，所以入足少阴而佐滋补之用"。《本经疏证》云："牡丹皮气寒，故所通者血脉中热结。"黄芩清解肺卫热毒；益母草活血、通络、利水，改善肾功能；黄芪益气健脾；防风祛风通络止痒；当归滋阴生血。诸药合用，补虚泻实，标本兼顾，再配合西医治疗，可以控制病情发展，较好地改善患者的生活质量。

第四章　师徒对话

问题一：杨老师，您认为中医治疗头痛有哪些优势？

回答："患者头痛，大夫头痛"，在我们的日常生活中，头痛极为常见，随着现代社会的飞快发展，头痛的发病率正呈逐年上升和年轻化的趋势，分布于各类职业人群和各个年龄阶段的人群，西医学在诊断方面虽取得了显著进展，治疗方面也有很多改良药物。但是，其临床疗效、药物依赖成瘾性和患者最大程度获益等问题并未得到根本解决，所以，采用以中医为主导的治疗模式既符合疾病发展规律，又能解决疾病本质问题，从而达到缓解头痛、消除药物依赖性的最终治疗目标，并且具有良好的依从性且无不良反应。作为一名中医临床医生，在临床中接触到很多头痛患者"治疗头痛的药物随身带""抗焦虑的药物一大堆"。结果，患者头痛愈演愈烈、病程越来越久，不良反应越来越明显，无奈来寻求中医药治疗。中医治疗头痛的优势主要在于：明辨病机除沉疴，内外同治痛自除。

问题二：请您谈谈中医治疗失眠的优势及要点？

回答：失眠，中医称不寐。长期失眠往往同焦虑、抑郁并存，并且会导致心脑血管事件的发生。大部分的西医药物治疗都存在依赖性及不良反应，而中医诊治失眠有其独特优势所在，即遵循治病求因的根本原则，标本同治。

我认为失眠多由情志不遂、饮食不节、病后忧虑及年老体虚等多种因素导致心绪不宁、阴阳失调，其发病与心、肝、脾、肾有关，热邪内扰心神是其病机关键。临床治疗须辨证分型论治，分清阴阳虚实，重在清心火、除烦热、和脏腑、调阴阳，若能配合心理疏导，鼓励患者与人倾诉和情感自我宣泄，培养个人爱好和良好生活方式，以增强体质、劳逸结合、合理饮食、起居有常，则失眠不难治愈。

失眠的证型在临床上多分为心肝火旺、肝郁化热、肝阳上亢、心肾阴虚、胆虚痰热和心脾两虚。失眠多与热邪密切相关，治疗时既要调和脏腑，又要清热镇静、宁心安神。在辨证论治过程中，我擅用温胆汤加味，可加用清心除烦、镇静安神之药物，如莲子心、炒酸枣仁、淡竹叶、远志、夜交藤、合欢花、生龙骨、生牡蛎等。在药物配伍方面，则擅用合欢花配夜交藤，生龙骨配生牡蛎，半夏配夏枯草等。此外，还应结合兼证进行灵活辨证施治，方能取得更加理想的效果。

问题三： 作为脑病科的元老，请您谈谈对于中风病早期中医药干预的体会？

回答： 中风病，又称脑卒中，随着神经影像、神经外科、神经内科学的不断发展，对中风病的诊断已较为精准，并且可以尽早地开展相关治疗。目前人们在中风病早期注重西医治疗，而忽略了中医治疗，其实，尽早启动中医药早期干预尤为重要。

中风病的核心关键病机为阴虚阳亢，急性期是以标实为根本表现。因此，治疗中风病当牢牢紧抓阴虚阳亢、脑络闭阻或络破血溢这一核心关键性病机，治以育阴潜阳醒脑为法，药用生地黄、白芍、钩藤、石决明、牛膝、地龙、益母草、大黄、菖蒲、天竺黄、胆南星等。在早年曾研发此方形成院内制剂，临床治疗多年，疗效较为显著。另外，急性期患者多大便秘结、发热，舌苔多为黄厚苔，脉多弦数，中药治疗可选用三化汤使患者服用1~2剂，患者腹气通畅，则气机顺畅。根据脑肠轴学说，通腹降浊乃下法，有利于中风病早期的脱水降颅压。根据肺与大肠相表里的经络辨证原理，采用此法治疗也能在早期预防肺炎的发生。诚然，三化汤也不宜久用，久用则易伤津液，导致病情加重。治疗中风病早期合并肺部感染，痰多黏稠，黄痰的患者可用鲜竹沥液，以清热化痰。

中风病应尽早以中医药干预治疗，有利于恢复疾病，并可以尽早地为患者康复治疗奠定好基础。

问题四：随着神经外科的不断发展和壮大，您对于中医药干预脑血管病术后重症患者有哪些策略或者经验呢？

回答：对于脑血管病术后重症患者而言，从中医整体论治的总体指导原则出发，尽早、尽快地恢复胃肠功能是目标。应尽量避免肺部感染、尿路感染、消化道出血、深静脉血栓等并发症的发生。在治疗早期应根据病情轻重及营养指标情况，启动肠内营养乳剂进行治疗。但是临床上常常会遇到患者对肠内营养乳剂不耐受，患者常常表现为腹胀、腹泻，对于此类患者我们会根据其整体脑水肿情况结合胃肠蠕动及排便情况，少量频次使用中药汤剂，以期尽快恢复肠鸣音，提升胃肠蠕动，尽快过渡到鼻饲饮食或者经口进食。常用的主要方剂为：保和汤加味（用于腹胀、便秘者），参苓白术散（用于腹泻者）等。

对于重症合并感染发热的患者，如气虚者，常用六君子汤合小柴胡汤加味治疗，旨在健脾和胃、和解少阳，柴胡剂量应略偏大，可用到15~30g；如痰多合并肺部感染者，在使用抗生素和化痰药物治疗的同时，主要选用具有顾护脾胃功能的中药，加用少量具有清肺、解毒、化痰功效的中药，防止胃肠功能损坏，更加影响预后。对于便秘、排便费力的患者，可酌情选用三化汤、增液承气汤等。

问题五：您认为中西医结合治疗中风病的优势有哪些？

回答：首先，随着神经内科、外科的技术融合、多学科交叉，中风病的死亡率有所下降，但是致残的临床结局却日益增高，所以，我们一直提倡中西医结合治疗中风病的理念。那么，就有中西医怎么结合的问题，我个人认为，应结合患者整体状况进行分析。西医主要按照临床指南解决高颅压、感染、再出血等问题。而中医在中风病的各个时期都应重视顾护脾胃功能，包括胃肠蠕动、排便情况等，扶正祛邪的基础上减轻西药的不良反应。具体优势：第一、辨证与分期论治相结合，个体化治疗，优势突出。中风病的病因、病机复杂，病情变化多端，然而可根据患者的四诊要素进行分析辨证与分期。根据病程将中风病分为急性期、恢复期和后遗症，不同时期、主症相同、但兼症、次症却大相径庭，所以，应当遵循辨证与分期论治相结合。第二、提倡中西医综合治疗，优化治疗方案，疗效显著。缺血性脑血管病为多因素致病，临床实践证明，单一治疗方案对改善患者病情未能令人满意，可采取多环节、多途径、多靶点的中西医结合综合治疗方案，以缩短疗程，提高患者的生存率及生活质量，降低致残率，减少复发率。因此，应尽早启动中医药治疗。第三、不受严格治疗时间窗的限制。溶栓治疗多适用于缺血性中风发病3~6小时（治疗时间窗）内的超急性期患者，抗凝治疗虽不受严格"时间窗"的限制，但目前业内普遍接受48小时内抗凝的观点，而临床上大多数患者在就诊时已错过最佳治疗时间，此时西医常规治疗配合醒脑开窍、息风化痰通络等法仍可有效缓解症状，促进恢复。此外，西医认为恢复期患者神经功能缺损的改善已不明显，故对恢复期患者多采用调整血压、血糖，降低血脂、血黏度等二级预防措施，其长期启动与监管也非常重要。做好二级预防，在临床中根据患者的病情变化，以中医辨证论治结合西医常规治疗，并辅以针灸及中药熏洗患肢等外治法，仍能对神经功能有一定程度的恢复作用。

问题六：请您谈谈治疗痹病的体会？

回答：痹病发病的根本在于人体营卫功能是否正常，营主内守，卫主外御，"邪之所凑，其气必虚"，营卫功能失衡，正气不足，"风寒湿三气杂至，合而为痹也"。痹病治疗的关键在于扶正祛邪。根据患者的邪正盛衰，采取以扶正为主，兼顾祛邪的治法，使祛邪不伤正，扶正不留邪。具体治疗在于补肝肾、益气血、祛风、散寒、除湿。临床常用方剂为：独活寄生汤、四物汤、四妙散等。

问题七：请您详细谈谈应如何认识中风病的关键病机？

回答：首先我们应该明确：中风病的关键病机为：本虚标实；所谓的本虚乃脏腑虚衰为本，瘀血、痰浊等病理产物乃为标。头为"诸阳之会"，其正常功能主要依赖肝肾精血的充盈及气血的濡养。五脏精华之血、六腑清阳之气，皆上注于头。外感六淫之邪，饮食不节，情志失调，劳伤过度，先天禀赋不足，久病耗损，致使肝、脾、肾功能失调，气血阴阳逆乱均可导致中风。

中风病主要是由于患者脏腑阴阳失调、脑脉痹阻。中风病程长，日久则风火之邪易伤阴液而使肝肾阴亏更甚；加之中风病治疗过程中，若过用祛风、化痰、活血等辛香温燥之品，或滥用苦寒通泻之药，而耗伤阴液，会致使肝肾阴亏之象更为明显。

该病的病位在头，涉及肝、肾、脾等脏腑，风、火、痰、瘀、虚为致病之主要因素。而虚又为诸因之本，虚又必责之于肝肾之阴虚。故该病在本为肝肾阴虚、气血衰少，在标为风火相煽、痰湿壅盛、瘀血阻滞、气血逆乱。《金匮要略》中指出，络脉空虚、风邪乘虚而入，并根据邪中浅深、病情轻重分为中经络、中脏腑。

叶天士在《临证指南医案》中提到："精血衰耗，水不涵木……故肝阳偏亢，内风时起。"可见中风之发病，主要在于患者平素气血亏虚、心、肝、肾三脏阴阳失调基础上，加之饮酒饱食、忧思恼怒、外邪侵袭等因素导致气血运行受阻，肌肤、筋脉失于濡养，由虚致实，虚实错杂并存。许多研究表明，肾虚、痰瘀内阻成为机体衰老及很多老年病发病的重要因素，因为在衰老与老年病的发展进程中，会由于脏腑虚衰、阴阳失调而产生瘀血、痰浊等多种病理代谢产物。沈自尹院士也指出人体衰老的本质是肾虚，肾虚在老年人群中普遍存在，肾虚易导致瘀血、痰浊等邪实内阻，造成全身功能失调，成为中风病的发病基础。

痰不仅是脏腑病理变化的产物，也是引起诸多疾病的因素。内生之痰，多由于外感六淫，内伤七情，脏腑气化功能失常，水液代谢障碍，导致水津停滞而成。痰之为病，临床多见有风痰、热痰、湿痰等。风痰系内风触发伏痰，横窜经络，蒙蔽清窍，而发为卒中。风痰之性，走窜不定，风痰流窜经络，痹阻脉络，致使经络不通，气不能行，血不濡润，则肢体麻木、半身不遂，废而不用；风痰阻于舌本，机窍不利，脉络不畅，则言语謇涩，舌强；风痰上扰，清阳不升，浊邪不泄致清窍受蒙，则意识障碍，时昏时清，故痰浊瘀阻亦是中风发生、发展的基本病理机制。

瘀血，泛指体内离经之血或血行不畅，停蓄于体内某一局部的血液。它和痰一样，既是脏腑疾病过程中产生的病理产物，又是某些疾病的致病因素。因气滞、气虚、血寒、血热均可致血行不畅而成瘀血，瘀血既成，就会失去正常血液的濡养作用，反过来又影响全身或局部血液的运行，致经脉瘀塞不通、肢体不利失用等病症。瘀血内停，阻滞脉络，又可加重气机阻滞，更甚者可致血液不循常道，导致"血不归经，溢于脉外而出血"。与此同时，瘀血不去，新血不生，从而导致"瘀血→出血→瘀血"的恶性病理循环。

痰和瘀二者均是脏腑功能失调产生的病理产物，它们往往相兼为患。血行于经络，濡润五脏六腑、四肢百骸。脉络是津血互化的部位，一旦有瘀血、痰浊生成，必然导致津血互化、互渗的功能受阻，造成痰瘀互结于脉络，这正符合"久病入络""久病多痰""久病多瘀"之说。痰瘀交结，常致中风病的症状更加复杂多变。临床上许多中风患者，其症状既有瘀阻脉络之表现，如头痛、舌紫暗、边有瘀点、瘀斑、舌下脉络迂曲；又兼有痰热中阻之体征，如喉间痰鸣，便秘，舌红、苔黄腻，脉弦滑等，所以痰浊、瘀血互结是中风病的病理基础。

综上可见，患者脏腑阴阳失调，或气血素虚，加之饮食起居不慎等，进而导致气血运行受阻，肌肤筋脉失于濡养；或痰热内蕴，阻滞经络，蒙蔽清窍；或阳化风动，血随气逆，导致脑脉痹阻或血溢脑脉之外，则发为中风。其病机概括不外乎虚（阴虚、气虚）、火（肝火、心火）、风（肝风、外风）、痰（风痰、湿痰）、气（气逆）、血（血瘀）六端，病机多为本虚标实，上盛下虚；在本为气血衰少、肝肾阴虚；在标为瘀血阻滞、气血逆乱、风火相煽，痰湿壅盛，上扰清窍；而其基本病机为气血逆乱，上犯于脑。

问题八：西医所讲的休克与中医所讲的厥脱十分相像，我们在临床上应如何区分，还请您详细谈谈对厥脱的疾病认识及治疗要点？

回答：休克是指机体在极强致病因素刺激下出现的以机体代谢异常和循环功能紊乱为主的一组临床综合征，最常见的低血容量性休克常表现为面色苍白或发绀、四肢湿冷、脉搏细速、尿少、低血压等。而厥脱是以大汗、冷汗、面色苍白、四肢厥冷、脉微欲绝、神情淡漠，或见烦躁、神昏，甚则尿少、遗尿为特征的一种病证。厥脱是由于人体受各种因素（如脏病、损耗津液、失血、毒邪内侵、中毒、药物失宜或外伤剧痛、大怒、大恐等）而致气血津液亏耗，脏腑功能严重失调，气血运行障碍，导致阴阳衰竭，气散血凝的一种综合病证。

厥脱早在《黄帝内经》中就有详细论述。如《灵枢·血络论》说："脉气盛而血虚者，刺之则脱气，脱气则仆。"《灵枢·通天》中指出："阴阳皆脱者，暴死不知人也。"后世又有不少发挥，如《伤寒论》中提到"少阴病下利清谷，里寒外热，手足厥逆，脉微欲绝"。《类证治裁》指出："下脱者，血崩不止，大下亡阴。上脱者，喘促不续，汗多亡阳，神气乱，魂魄离，即脱阳也。以及上下俱脱者，类中眩仆，鼻鼾，绝汗出，遗尿失禁，即阴阳俱脱也。"《温病条辨》暑湿证治中指出："手太阴暑温……汗多脉散大，喘喝欲脱者，生脉散主之。"前人在厥脱证中描述的喘咳汗出，四肢厥冷，脉微欲绝，遗尿失禁，暴死不知人等症状，至今仍是临床诊断厥脱的主要指标。

厥与厥脱证是有区别的。厥证有其虚实不同，即厥不一定见脱，脱则多与厥并见。《证治准绳·女科》中指出："按卒仆暴厥之证，不论男子妇人，是风是寒，是气是食，是痰是湿，但要分得闭与脱二证明白。"《景岳全书》中指出："久虚久咳皆能厥也，气虚卒倒者，必其形气索然，色清白，身微冷，脉微弱，此气脱证也。"厥之虚者即属厥脱证也。

厥脱的发生主要是由于人体正气不足，正不胜邪，毒邪内侵，亡血、伤津、脱液，药物失宜、中毒或大惊大恐所伤而致。正不胜邪，毒邪内侵。《黄帝内经》云："正气存内，邪不可干""邪之所凑，其气必虚"。脏腑阴阳气血衰竭失调，气机逆乱，脏病多为带病延年，本为脏气衰竭而兼瘀滞不通，不经冲撞，但遇情志过激，劳倦，复受外邪等因素而致气机逆乱，由虚致实，由实致急，由急致危，由危致脱，使脏腑气血阴阳更为损伤，终至阴阳相离，气散血凝，即"阴阳离决，精气乃绝"。

关于厥脱的治疗，古人曾有不少有效的方剂。《医林绳墨》论中风："凡遇脱证，法在不治，惟大进参附。"《伤寒论》曰："下利清谷，里寒外热，手足厥逆，脉微欲绝……通脉四逆汤主之……利止脉不出者，去桔梗加人参二两。"《温病条辨》论暑温证中指出："汗多，脉散大，喘喝欲脱者，生脉散主之。"我们在临证中要谨守病机，审其阴阳，定其气血。因厥脱本为脏腑、阴阳、气血衰微，但又多为虚中夹实之候，瘀滞又是其病机之一，故常采用益元救逆，通瘀化浊相兼而施，治疗时要"辨证施治"与"辨证施注"相结合，改变给药途径以达到瘀滞消，元气复，厥脱除之目的。

厥脱一证多由邪毒内陷，或暴吐、暴泻、失血、大汗出，以及各种中毒，药物失宜，或外伤、剧毒、大惊、大恐而致元气虚损，精血亏乏，致使五脏功能失调，阴阳气血互不相接而致的危重病证，厥脱常可使气血凝滞，阴阳离决，终将导致死亡。因此临证时，必须予以重视，厥脱只要出现，无论因何而起，我们都必须果断而积极地予以"急则治标"，采用益气回阳固脱或补阴扶正固脱之根本原则去治疗。目前的常用制剂有：生脉注射液、参附注射液、人参注射液等，可以根据不同情况选用之。

问题九：生脉注射液及生脉散在临床救治急危重症的应用十分广泛。听闻您在临床上应用生脉散屡获奇效，能否详解一二？

回答：生脉散见于金代医家李杲所著《内外伤辨惑论》，主要用于元气亏损，气少神疲，脉微欲绝之证候。临床上常用于治疗气阴两伤之厥脱及心肌梗死等急危重症。

曾有一例失血性休克合并呼吸循环衰竭的女性患者，25岁，于就诊2天前无明显原因出现腹部疼痛，疼痛为持续性伴阵发性加剧，在外院诊断为阑尾炎，经用抗感染等药物治疗后腹痛较之前加重而来就诊。患者在就诊过程中突然意识不清，呼吸微弱。经查：呼吸6次/分，血压测不出，昏迷，双瞳孔散大，瞳孔对光反射消失，面色苍白，四肢逆冷如冰，脉微欲绝，心率55次/分，心音极低钝，诊断为失血性休克伴呼吸衰竭。用生脉注射液40ml加入50%葡萄糖注射液20ml静脉推注，呼吸即为8~10次/分；继用生脉注射液30ml加入50%葡萄糖注射液20ml静脉推注，并加用5%碳酸氢钠注射液100ml静脉滴注。约5分钟后，测得患者血压60/30mmHg，呼吸15~22次/分，患者有呻吟声，双瞳孔约3mm，瞳孔对光反射迟钝，四肢有温暖感。又用生脉注射液20ml加入50%葡萄糖注射液40ml静脉推注，后测得患者血压76/53mmHg，意识清醒，不时呻吟，继经输血等抢救措施后患者血压90/60mmHg，经手术诊断为异位妊娠破裂。本案患者因大量内出血，气随血脱而致元气陷脱，心肺气绝，呼吸将停，四肢逆冷，脉微欲绝之候。遂选用益气固脱、养阴复脉的生脉注射液大剂量静脉给药后，血压、呼吸、心跳迅速恢复正常范围，神志清楚，四肢转暖，使患者转危为安，为进一步治疗争取了时间。

一例急性中风合并汗证的患者，53岁，于3年前患中风，治疗后恢复肢体活动，生活基本自理。患者于就诊50天前因情绪激动突然出现不省人事、呕吐、小便失禁等症状。CT检查提示：左侧基底节出血并破入脑室。患者经抢救治疗，病情稳定，可下床活动。患者于就诊10天前又因情绪激动后出现不省人事、呕吐、双目上视、四肢僵硬、时有抽搐、全身汗出不止等症状，遂来就诊，查体示：昏睡状，全身汗湿，尤以额、面、颈、胸、腹、背为甚，舌痿质红绛、干燥无津，苔少，脉沉细弦。诊断为中风，汗证，属心肾欲绝，虚风内动。治以益气养阴，固脱息风。处方选用：生脉注射液4ml，每日2次，肌内注射；太子参10g、五味子10g、麦冬10g、生地黄10g、知母10g、钩藤15g，水煎服，每日鼻饲1剂。复诊以上述方法治疗3天后，患者汗出、抽搐症状基本消失，一般情况较之前改善，神志较之前清醒，可进少许流质饮食，但头面部仍有微汗出。继用上述方法治疗5天后，患者汗出症状基本消失，一般情况改善较为明显。中风神识不清、大汗淋漓，此乃元神（脑）不能统领五脏以致心肾欲绝，虚风内动，心阳外越。故用益气养阴、固脱、增液息风之法以达到心肾真元得固、阴液内守、虚风息止的目的，病情自趋稳定。

还有一例心痹（风湿性心肌炎合并心律失常）的女性患者，17岁，于就诊3周前因受凉后出现双膝关节红肿疼痛，伴心慌气短、头晕、高热（体温39℃）症状，经静脉滴注"注射用青霉素钠640万单位"后发热症状消失而停药。患者于就诊2周前又突发高热，双膝关节疼痛，每日2次静脉滴注"注射用乳糖酸红霉素250mg"，吲哚美辛栓肛塞后体温恢复正常，双膝关节疼痛肿胀减轻。但患者于就诊5天前感到心慌气短、头晕乏力，动则加重，遂来就诊，查体示：半卧位，精神极差，双目少神，面色㿠白无华，舌淡，苔薄白，脉沉细、结代，心率50次/分，心尖区可闻及粗糙的Ⅲ级收缩期杂音，P2>A2，双肺呼吸音清晰，心电图提示：结性早搏。诊断为心悸（心阳虚弱，邪毒内侵），治以益气通阳复脉，佐以解毒祛邪之法。处方选用：人参6g、麦冬10g、五味子10g、白术10g、桂枝10g、茯苓15g、黄芪15g、鹿衔草15g、丹参15g、炙甘草9g、连翘20g，10剂，日1剂，水煎服。患者服用上方10剂后，复诊见心慌、气短、头晕症状消失，可自由活动，心率68次/分，继用上方6剂，诸症消失。该患者反复感邪，毒邪内侵于心，心阳被损，脉络阻滞，故见心悸、心慌、气短乏力、舌淡、脉沉细而结。因此，以生脉散益气养阴复脉，桂枝、茯苓、白术、黄芪、鹿衔草、炙甘草振奋心阳又助其益气之力，桂枝、丹参温通经络活血祛瘀，连翘、鹿衔草解毒清热，全方共奏益气养阴、通阳复脉、解毒祛邪之效。